暗黑醫療史

蘇上豪

目次

翁佳音（中研院臺灣史研究所副研究員）

推荐序　**有身體疼痛感的醫療史**

本書卷首從〈拿木乃伊來吃〉開始，逐篇講解醫療、俗信等等表面瑣碎，卻與醫學知識及技術演進有關的種種生趣故事。末尾還幽默舉用馬英九「死亡之握」，對比英、法國王傳統觸摸治病（royal touch）的神蹟，我想歷史系所的老師與學生，大概很快會想到著名的法國年鑑、愛國實踐派史家馬克·布洛克（Marc Bloch），他在一九二〇年代出版的《行奇蹟醫病的國王們》（*Les Rois Thaumaturges*），該書的英譯本就是用 The Royal Touch 當標題。

馬克·布洛克的哥哥路易士（Louis Bloch），是小兒科醫師，也是細菌學學者；行醫之外，對比較民族學與宗教心理學特別有興趣。弟弟這本觸摸治病名著，既廣泛又深度地探討論述中古世紀以來的歐洲醫學、宗教與政治、歷史之間糾纏難分的景象，當然受到醫師哥哥啟發不少。

原來，歷史研究與醫學曾有血緣兄弟關係的紀錄，這也是為何我還會再不揣譾陋為蘇醫師這本書寫推荐之因。推荐的對象，當然包括醫學生。醫療與公衛歷史原本是醫學教育緊要部分，但我耳聞與所見，現在醫學生多覺得這方面無關醫術或開業，似乎關心者居少數。

教科書枯燥也許是一因，若原因在此，那熟男前輩蘇醫師於高超手術刀外，用妙筆生花所寫的各篇扼要而精彩的短文，應該是一帖易於服用的好藥方。

不過，我更樂意推荐給歷史系所師生，以及對歷史有興趣的一般讀者。這個世紀，歷史內容早已不只講家國，或社會經濟文化的重大事件。人間千萬年中，個人身體與聚落群體疼痛的產生、消亡，在現代醫學未發達之前，是如何忌避、醫治與慰撫？以及由此而來所產生的宗教俗信與社會禁忌又是如何？這些現象，豈不是人類貼身故事一部分，不寫入「歷史」，多少反映歷史有點缺乏人味。

那也不妨來看蘇醫師這本書。我相當佩服蘇醫師的資料收集與對比，進而是解釋功夫。有些中外歷史上的古藥材、俗信禁忌或傳統物理治療，也許可從網路上抓到資料，但進行古今東西辯證，用簡單醫學術語說明，畢竟非歷史研究者所長。如書中所舉的月經、守靈俗信；甲骨、木乃伊，以及紫河車、國王的滴劑等等恐怖「藥材」與「食補」。又如中國與西方的人體解剖，多少講出東、西世界醫療與醫藥，由矇昧走向今天的彼長我消趨勢，是有其不應忽略的文化背景。這就是喜愛歷史者可尋覓切膚之痛的好題材了。

所以，當蘇醫師送來書稿，我便迫不及待看完，直到寫推介時，心裡仍然有「疼痛」感覺。在醫學迅速解決以前不斷循環的病症後，少壯一代恐怕對先前疾病的歷史影像有陌生感。上述英、法國王等奇蹟治療對象除淋巴結腫塊外，其實還有癲癇。前者臺語叫「大頷規」(tōa-ām-kui)，後者叫「著豬母癲」(tio̍h-ti-bó-tian)，至少我這一代人還常看到。一些俗信與民俗醫療伴隨相生，如今好像消失街頭，我們社會似乎正朝向一種慢性疼痛的方向前進，醫病之間又有新變化。蘇醫師這本新書所論，真的會讓歷史研究者，至少對我個人而言，迫切覺得這方面的議題不應輕忽。

洪惠風（義大醫院心臟內科主任）

推荐序　穿梭時間的旅遊

我讀著《暗黑醫療史》這本書的初稿，覺得像是坐著時光機，跟著說話風趣、知識淵博的導遊蘇上豪醫師，進行著驚險刺激的時光旅行。

近年來，旅遊已經成了顯學，許多人到各地去旅遊，體驗各種不同的風情，在空間上拓展自己的視野。有時我們到了另一個國家，卻依稀感覺並不是到了另一個國家，而是跨過時空，回到了特定的年代，有的地點會讓我們覺得回到十年前的臺灣，有的卻讓我們覺得回到三〇、四〇年代，更誇張的，會讓我們覺得回到了蠻荒，這種跨過時間、空間的旅遊，往往更讓我們無法自已，沉醉在感動懷舊的情緒之中。

出國是空間的旅遊，讀歷史則是時間的旅遊，對於喜歡旅遊的現代人來說，歷史也不一定是多麼嚴肅、用來知興替的東西，它可以是非常有趣、茶餘飯後的話題，喜歡歷史的人，通常都比較淵博達觀。

《暗黑醫療史》這本書說到一個故事，在法國大革命的前一年，一七八八年的四月十三日，美國一個醫學院老師跟四個學生，被憤怒攻入醫院的民眾抓去遊街示眾，接著民眾搜索全城，要把紐約醫院躲起來的醫師與學生們抓出來，甚至第二天還聚集在監獄外，衝突一觸即發，之後軍隊開火，死傷慘重……（我腦中出現了畫面，新聞臺的跑馬燈不斷播出「四一三事件」，名嘴大力抨擊，政治人物推卸責任……）。

想像中的畫面更讓我回到那個時空，我變成了那時代的醫師，前一天還在醫院工作，做著自認為是救世濟人的善舉，下一分鐘卻成了過街老鼠，到處尋找躲藏的地方（腦中又浮出了電影《侏羅紀公園》中，主角被迅猛龍追殺的畫面），好不容易找到了安身之處，躲在密室裡面發抖，聽著外面暴民挨家挨戶搜索著自己，心中忐忑不安，不知道萬一被他們抓到時，會面臨到什麼樣的命運。（其實也不能說是暴民，事情的發展有其前因後果，很難說誰對誰錯。）

闔上了書本，我很慶幸瞬間回到了現代，這些困擾突然之間都完全消失了，可是腦中卻又有些困惑，這些事件會發生在現在嗎？當發生了這個事件後，醫師會不會罷工呢？

再打開了書本，〈罷工與死亡率〉的篇章又跳了出來，這篇的故事說「在醫師罷工的期間，病人的死亡率不升反降」，看得我心驚肉跳，這個主題非常聳動，很容易就會讓人導出錯誤的結論，這是非常複雜的情形，但卻簡化成可怕的標題，容易引申出錯誤的答案。

用邏輯仔細想一下，其實是很容易有解答的。試想，如果有一種手術，三天內開刀的死亡率是一％，但是卻可以減少三年死亡率五〇％。那麼醫師罷工時，因為沒有開刀，這三天一％的死亡率當然就會省下來，換句話說，就是三天的死亡率會降低一％。但三年的死亡率呢，則會升高五〇％。若是我們僅僅統計三天死亡率，自然死亡率會減少一％，但要是我們統計三年死亡率的話，則是死亡率升高五〇％。「短多長空」最能簡單說明這個情形，但若只看標題「醫師罷工可減少死亡率」，不去深入思考，只用膝跳式反射來處理問題，就會變成非常可怕的狀況。

我第一次跟蘇醫師聯絡，是為了二〇一四年五月臺灣心臟醫學會的年會演講，當時我負責這次年會的醫學人文部分，在尋找演講人選時，我想起了多次出現在我書架上的名字「蘇上豪」。等我透過醫院總機找到蘇醫師時，他二話不說，一口就答應下來，當下我就覺得蘇醫師真的是外科醫師的個性，豪邁爽快、乾淨俐落。

「醫師不是教出來的，而是熏出來的。」我在書上看到過這個說法，「言教不如身教。」也是大家一直都體驗得到的事情。醫學人文在課堂上講得再好聽，也不如故事來得深刻。沉溺在有趣的醫學歷史中，才最能熏出下一代優秀的醫者。對於一般讀者來說，更能從醫療瘋狂的歷史中，了解現代醫學的難能可貴。

蘇上豪醫師身為頂尖心臟外科團隊的一員，每天在鬼門關前，面對性命交關，只要一失手，就會是天人永隔。在這種環境下，對生命的體驗、人生的領悟，氣度與見識自是不凡，也難怪蘇醫師 email 的簽名檔上，都加上了「凡所有相，皆是虛妄。若見諸相非相，即見如來」的佛經字句。

他以這一世的寬度，加上了歷史的厚度，以幽默的文筆呈現出來，實在是我們讀者最大的幸福。

胡忠信（歷史學者、廣播主持人、電視評論者）

推荐序 **那條人跡罕至的路**

蘇上豪醫師是我非常欽佩的好朋友，一位君子之交、性格樸實、待人以誠的知交。人生如果說有三件事必須次第完成：一、博覽群書，二、廣結善緣，三、有志竟成，上豪兄正逐步完成人生三部曲。

上豪兄是非常忙碌的心臟外科醫生，可想而知，他的工作形態與新聞記者雷同，分秒必爭，亂中有序，處事有節。他曾經告訴我，在手術房不眠不休工作，固然搶救了不少生命，但他也不斷思考：「生命的意義是什麼？」就在生活節奏緊繃，壓力令他幾乎到達極限之時，他做了人生重大決定，由大型醫院轉到規模較次醫院，暫時給自己喘息空間，再思考下一步怎麼走下去。

在投考大學前，上豪兄對文學有憧憬與愛好，他曾經想以文學寫作為人生志業，沒想到家人潑了一桶冷水：「打斷你的狗腿！」他只好依照社會的普遍期許，完成醫學院訓練，投入醫療大軍行列，並在心臟外科領域建立他的聲譽與地位。上豪兄的人生轉折，令我想起諾貝爾文學獎得主馬奎斯（Márquez），他有志以寫作為行業，他的「蒙古大夫」爸爸也潑了一桶冷水：「你下半輩子要吃紙過日子嗎？」」馬奎斯堅持理想到底，完成了他的安身立命的文學志業。

上豪兄在行醫之餘，運用閒暇廣泛閱讀，尤其對醫學史著力甚深，透過「百科全書式」的讀書方式，把醫學史的關鍵理念用流暢文筆加以深入淺出解讀，再配以時事分析、行醫心得與生活體驗，就突顯了他的才氣、見識與語文駕馭功力。如果上豪兄不被「打斷你狗腿」所嚇阻，早點投入文學寫作或新聞行業，必然一樣出人頭地，嶄露頭角，不必「靠吃紙過日子」。

美國人類學家瑪格麗特．米德 (Margaret Mead) 赴太平洋薩摩亞從事田野調查，將薩摩亞少女與紐約大都會少女加以類比，奠定了她在人類學的典範，從這個根基出發，米德不斷拓展知識領域，成為二十世紀最重要的意見領袖之一，指出文明的衝突與方向。米德的例子說明，只要你有了基礎的學術訓練，確立願景、目標、價值、信仰，也能通古今之變，成一家之言。

我用米德的例子意在說明，上豪兄有了非常嚴謹的醫學訓練與臨床觀察體驗，再回過頭來研究閱讀一般人視之為冷門的醫學史，如大海撈寶一般，爬梳出邏輯理念，並以淺顯文字加以闡述，的確創造出新風格與文體，在出版叢林中獨樹一幟。用佛洛斯特 (Robert

Frost）那首名詩「那條人跡罕至的路」形容，上豪兄已走出了自己的生命之路，觸及靈魂深處，在廣泛的醫學史實背後，使我們思考生命的意義，以及如何建立信心、希望、愛心的安身立命社會。

醫生有非常多種類型，反映了人生百態。上醫醫國，孫中山、黎刹是崇高情操型；有些醫生投入學術研究，成為精神典範；有些醫生懸壺濟世，以救人為志；有些醫生拚命賺錢，享受世俗虛榮；有些醫生決心做自己，重拾自己愛好，或投入生態環保，或提倡藝術音樂，或投入志工行業，或投入文學、歷史寫作。上豪兄找到了自己的人生路徑，研讀醫學史經典文獻，用特殊的寫作手法加以重現，令人刮目相看，我佩服他的閱讀之廣與撰述之勤。

我自己的本業是歷史學，在媒體主持廣播節目以及擔任電視評論者，折服於上豪兄的醫學史廣博知識，尤其他以專業醫生角度，用新聞、文學的流暢文筆講故事，讀之趣味盎然，增添了不少醫學知識，而且與時事、生活緊扣，證明上豪兄對人情世故自有一番體悟與掌握。

拜讀《暗黑醫療史》初稿，一口氣讀畢之後，期盼上豪兄持續努力研讀撰述，每一本新書的出版，就是給社會最好的恩典與禮物。

周士榆（臺北地方法院檢察署主任檢察官）

推荐序　**看似尋常最奇崛，成如容易卻艱辛**

初識蘇醫師，與其天南地北的聊，既未涉其醫師的專業，亦未及於自身法律實務的領域，但隱然感到其與一般醫師不同，令我有「曖曖內含光」的強烈感受，可是到底有何異乎尋常之處，又讓我形容不出來。

及至閱讀其大作（即《暗黑醫療史》一書），始深深為蘇醫師醫學專業知識之淵博、國內外醫療掌故之熟悉、文字言語掌握之精確與風趣幽默之筆觸感到折服。唯心折之餘，不免也為自己的「慧眼」感到暗自竊喜。

沒錯，全書只是一個又一個小故事的串連，但蘇醫師就是能從您我周遭的人、事、物或新聞時事出發，從而介紹有關該主題在醫療史中的演變，有時是讓人意想不到但新奇有趣的古代醫療器械或思維，有時是令人瞠目結舌的醫療案例或結果。雖然輕鬆活潑，但實在教我大開眼界，而且增長見聞。

舉其書中〈總統殺手〉一篇為例，就從國內某媒體名人被戲稱為「主席殺手」開始，談到美國開國元勳華盛頓總統等數位美國總統之死。論及華盛頓總統原本只是呼吸不順，極可能是因為三位德高望重的御醫為其一再進行當時流行的「放血」療法，從而失血過多而死亡——根據史料記載，放了超過人體一半的血量；又談到加菲爾德總統雖然受到槍擊，唯中彈的部位僅是手臂及背部，原本應不致死，但因當時醫界並無消毒觀念，亦無抗生素發明，故御醫們輪流用未經消毒的手指跟小管子想將子彈挖出，導致總統死於傷口感染。

時至今日，即使是未受任何醫療專業訓練的一般民眾也明白上述案例中的荒謬之處，但僅僅在一、二百年前，這些卻是當時名醫們無從接觸的寶貴觀念，我們應該深深感謝有蘇醫師將這些極有價值的內容整理出來介紹給我們，全書雖然淺顯易懂，但絕對可以看出其深厚的功力與沉浸的心血，值得一讀再讀。

謝銘勳（北醫大教授、恩主公醫院院長）

推荐序 **以醫學為主軸、生命為橫軸**

蘇上豪醫師是一位不可多得的心臟外科專家，也是一位網路作家，專注於醫學人文、醫學史等專業評論，堪稱是右手持精準纖細的手術刀、左手操著浪漫鋒利的文筆，以醫學為主軸、生命為橫軸，道古論今，暢談醫學人文逸事，才華洋溢，確實是文武雙全、評論中肯的醫學公道伯、中流砥柱及左右震盪仍不偏不倚的醫學阻尼器！

（美國CNN報導二〇一五年地表最強勁的颱風「蘇迪勒」肆虐，一〇一大樓的阻尼器竟然僅有一百公分左右震盪而已，毫髮無損！）

回顧現今臺灣醫療環境大改變（醫護大出走、五大皆空、醫美不醫人……等）及衝擊，在今年地表強颱蘇迪勒侵襲下，全臺風雨飄搖的暗夜裡，我一口氣把蘇醫師精彩的《暗黑醫療史》先睹為快地讀完，真是精彩絕倫！蘇上豪醫師不僅文筆生動細膩，讓身為醫師的我愛不釋手，一口氣把近六十篇短文讀完，深深勾起了我對「醫學與生命處方」的追求共鳴與感想：

◎實事求是，跳脫了〇與一之間的爭執，發揮「實證醫學」的精神、熱愛生命的追求。

◎亦莊亦諧，不失中道主流，往往是柳暗花明又一村，熱烈追求「以病人為中心」的訴求。

◎縱橫古今，旁徵博引，言之有物，融合古典與現代的理念與手法，絕非風花雪月、憤世嫉俗的浮世繪，而是對生命愛的期許！

主觀的堅持、客觀的求證，阻尼器下不偏不倚，不管任何時空背景下，當下的「真理」只有唯一吧！

我深信世人是熱愛生命的，而「醫學生命與理想的追求」更是從事醫療體系下所有人潛心企求的至盼！相信這本書對從事醫療的人或是非醫療體系的人，必將有很大的啟發，也深信您一定會細細品味並喜歡它。

第一單元

治病反而致病的時代

拿木乃伊來吃

——把木乃伊磨成粉之後，混在藥草、酒、牛奶或油裡面可服用？

根據歷史的記載，殷商的甲骨文能夠重見天日，應該歸功於清朝末年的官員，也是金石學家王懿榮，其發現過程雖然眾說紛紜，但有一個說法卻十分有趣，而且和中藥有關。

原來中藥本有一劑「龍骨」的處方，可以治療咳逆、瀉痢和便血。而這種「龍骨」，其實是指遠古動物的骨骸，而後來因為「龍骨」取得不易，因此用新發現的「甲骨」取代——河南的安陽還有人甚至世代以此為業。

清光緒二十五年（一八九九年），王懿榮染疾服藥，偶然在中藥裡的「龍骨」上發現古文字，最後他認定上面的文字，比俗稱「籀文」的「大篆」更久遠，所以才開始重金收買。

讀到這段歷史，大家對文化的傳承可能比較有感，可是身為醫師的我，卻對「龍骨入藥」比較有興趣。這種可以稱得上「化石」的物件，竟能變身為治病的良方，讓人不禁讚嘆先民之膽量，證明了古代效法神農氏的醫師與病人應該不在少數。

你可能會因此覺得中醫博大精深，也可能會認為中醫的處方過於野蠻，但我認為「龍骨」只是小事一樁，如果和西方在中古世紀以來，一直流行到十八世紀的一帖治百病處方——「木乃伊」——相比，相信你會不由自主從頭皮發麻，瞬間傳到腳底。

先讓我們來看看十一世紀阿拉伯世界的名醫阿維森納（Avicenna）的處方。他認為木乃伊是治療膿瘍、骨折、癱瘓和心肺病，還有毒藥的解毒劑中不可或缺的「一味」——通常木乃伊不會單獨使用，而是被磨成粉之後，混在藥草、酒、牛奶或油裡面使用。

阿維森納用「mumia」這個字，來代替「藥用」的木乃伊，而這個字最後轉變成英文字裡的「mummy」，成為今日大家耳熟能詳的「木乃伊」的字源。但其實這個字起源於波斯，原本指的是單純的蠟，後來改成代表來自「Mummy山」的瀝青，因而此字才傳到阿拉伯世界。

為什麼木乃伊會成為阿拉伯世界入藥的處方？根據歷史學者道森（Dawson）所整理的資料顯示，這事大抵從古希臘羅馬時代就有跡象了。原來，當時人們看到埃及人長期以瀝青作為木乃伊防腐的重要成分，許多人便開始研究起它的效用，並且試著將它作為治療疾病的藥方。

古羅馬帝國的老普林尼（Pliny the Elder），就在他所著的《自然史》（*Natural History*）裡，

十五世紀，西班牙地區的醫師專程到埃及尋找藥用的木乃伊，發現木乃伊竟有仿冒品。

記錄了許多含有「瀝青」的處方：用來治療白內障及各種眼睛的發炎，對皮膚的感染與痛風也有療效；瀝青和酒混合，它便是咳嗽與氣喘的特效藥，當然在治療痢疾亦有意想不到的功用；瀝青配上醋，可以去除瘀血，治療風溼和腰痛；當然更不能忘了，瀝青和麵粉的組合，可以止血與促進傷口癒合。

這些誇大瀝青功效的處方，當然最後也傳到阿拉伯世界。道森指出，不知是對於瀝青的看重或是無知，最後連使用瀝青防腐的木乃伊，竟悄悄成為另一種具有療效的藥品，之後更被載入醫典，帶動了阿拉伯世界之後的幾個世紀，甚至傳回了歐洲大陸，將它當成「萬靈丹」——最後，出現了「供貨吃緊」的情況。

據傳，在十五世紀的時候納瓦拉（Navarre，在今日西班牙北部）王國的醫師蓋伊．德拉方丹 (Guy de la Fontaine)，造訪了埃及亞歷山卓港，企圖直接接洽供應木乃伊的商人。結果在這次的行程中，他赫然發現，由於挖掘出來的木乃伊不敷歐洲醫療上的需求，所以當地腦筋動得快的業者便以高超的手法，把某些無名屍或罪犯的屍體，仿造成了「古埃及製」的木乃伊。

想不到的是，蓋伊．德拉方丹醫師的發現並未造成很大的波瀾，當時仍有很多的名醫，還是發展了引誘病患掏錢出來買的神奇藥方，諸如 balsam of mummy（木乃伊香膏）、

treacle of mummy（木乃伊糖蜜）等一些讓後世我們聽起來毛骨悚然的玩意兒！

不要怪我把甲骨文和木乃伊湊到一塊寫成文章，在我看來，兩者被「入藥」的道理是一樣的——不管是出於「無知」或者是「敬畏」，把遠古時代的「遺物」莫名其妙當成是治病的處方，這點中外皆然。翻開歷史，大家「嘗試錯誤」的過程，可都是「殊途同歸」啊！

相思病沒藥醫

——相思病患者的命運只有兩種結果，不是變身成狼人，不然就是死去？

「相思」這個主題，一直是詩人墨客取之不盡、用之不竭的靈感。詩仙李白就曾經寫過「天長路遠魂飛苦，夢魂不到關山難。長相思，摧心肝」這樣令人蕩氣迴腸的詩句；而宋朝有名的大詞人柳永，就用了「衣帶漸寬終不悔，為伊消得人憔悴」來形容相思折磨人的刻骨銘心；莎士比亞在他的十四行詩裡，更露骨地寫給單相思的情人，用那一句「情願被你甜蜜的思緒遺忘，如果想起我使你悲傷頓生」(That I in your sweet thoughts would be forgot, if thinking on me then should make you woe.)，把相思巧妙地隱藏在「自我感覺良好」的催眠裡。

看了上述使人覺得「天不老，情難絕」有關「相思」的詩句，想必會萃取出你心中深層那種對於愛戀的情愫，或許更可能會生出「心有戚戚焉」之感，但無論如何，文學作品的欣賞就僅止於欣賞，你很難「比照辦理」，不過若是從醫學的角度，把「相思」這個主題拿出來檢視一番，相信其精彩程度不會亞於文學作品。

我不知道西方醫學什麼時侯把「相思」(lovesickness) 當成是「疾病」來看待，但早在古希臘羅馬時代，就認為「相思」是另一種形式的「憂鬱症」(melancholy)，更離奇的是，它和「痔瘡」竟然有密切的關係——當時備受推崇的醫師蓋倫 (Galen) 就直言，治療「相思病」最妥當的方法就替病患的「痔瘡」給予「放血」。

我的話不是譁眾取寵，在蓋倫的著作中提到了一則他診斷為「痔瘡」的病例，過程相當有趣。

話說有一天，蓋倫被一位叫做伊烏斯提斯 (Iustis) 的顧客請到家中看診，原因是他的老婆病懨懨的，相當沒有元氣，但是這位太太沒有發燒，就是舉止十分怪異，只想躺在床上，用棉被蓋住頭，什麼事也不想做。

心思細密的蓋倫在診療過程中，觀察到一件詭異的事情：躺在床上的伊烏斯提斯夫人，無意間聽到旁人談到某位街頭巷尾大家都十分喜愛的男性舞者皮拉提斯(Pilates)時，會整個人忽然躁動起來，而且臉上還泛起陣陣紅暈，這時蓋倫正在檢查她的脈搏，也感受到她心頭有如「小鹿亂撞」——所以，蓋倫的心中再也明白不過，伊烏斯提斯夫人是一位「痔瘡」的患者了。

到了七世紀，除了「放血」以外，醫師已經開始使用其他方式來治療「相思病」，當時還慎重考慮到必須保持這些患者腦部的「溼潤」。為了達到這樣的目的，尤其是男性的患者，有醫師想出兩帖「特效藥」（當然，前提是他能拿得到）——就是男病患所心儀女性的月經血塊，或者是她的大便焚燒後的餘燼，只要沒事拿來聞一聞，病患「相思」的症狀就可以得到緩解。

在十世紀的波斯，名醫拉齊斯(Rhazes)對「相思病」的臨床分期表現，完成了以下的紀錄：

「剛開始的時侯，相思病患者眼神會變得空洞，接著他的舌頭便會開始化膿，然後身體也會萎縮毀壞，而隨著病情加重，相思病患者講話會模糊不清，甚至渾身冒出水泡——最終他們的命運只有兩種結果，不是變身成狼人，不然就是死去。」

不過，拉齊斯的觀察還不是最精彩的，在十七世紀，法國最有名的醫師賈克·費朗(Jacques Ferrand)寫下他的名著《相思病教科書》(*Treatise on Lovesickness*)，書中這樣描述為何男性會得到相思病：

「充滿欲念之火的人，他的血會漂白而進入精液，接著因為化膿潰爛，這些腐敗的精液會經由背脊或其他的祕密通道，將前述的有毒物質，揮發到腦子裡去。」

所以，為了拯救這些為愛所苦的人，賈克·費朗建議要以放血治療，一年至少要放血三到四次。對於病情嚴重的人，為了避免他們變成「狼人」，他更建議必須不斷在他們手上切開靜脈放血，直到虛弱不堪為止；甚至在緊急的情況下，趕快用燒紅的鐵條炙燒患者的前額，以免悲劇發生。

賈克·費朗的書不只驚世駭俗，裡面更有相當多露骨不入流的描述，因此這本書最後被送到教廷的宗教裁判所當成禁書，直接送進火堆裡燒毀了。

講了那麼多有關「相思病」的醫療歷史，是否讓你啼笑皆非呢？的確現在來看這些醫療行為，肯定是當成幾則有趣的笑話而已，畢竟現代的精神醫學也只是把「相思病」當成調適不良來看待而已。就讓我們多留點心思，享受一下前述那些風花雪月的詩句，暫時當個浪漫的「文青」吧！

乳齒致死事件

——長乳牙會導致小孩子的陰莖有不正常分泌物的後遺症？

大兒子在就讀大學前，因為要離家搬進宿舍，於是特別將他的書桌和書架整理了一遍，算是對人生一小階段的結算。在清理的過程中，一小罐東西吸引了我的目光，那裡頭裝的是他小時候留下的乳牙。我們父子倆看到它們的時候，特別有種親切感，那是成長的痕跡，也承載了許多我曾經講過的童話故事，好笑的是我們兩個人都忘了。

看到那些牙齒，讓我覺得現在小孩子真是幸福，不只營養好，父母也懂得照護，所以不管是發乳牙或是換齒，幾乎不需要像我小時候玩那些把戲——除了牙齒鬆動要自己拔以外，為了要讓牙齒長得整齊，長輩們還會傳授一些奇怪的禮俗，什麼上排乳牙要丟屋頂、下排乳牙要丟床底等等。

看到上述的典故，你可能會發出會心一笑，但若是把時序拉到十九世紀初的倫敦，對乳牙的認知那可是相當恐怖，完全不是現在那麼回事。

在當時不只是醫學不發達，營養也不好，所以小嬰兒要存活下來已經很困難，但可怕的是，醫師對於乳牙的發育又一知半解，往往一些錯誤的處置，讓更多的嬰兒受害。

十九世紀初，英國醫師認為長乳牙如果處理不好會讓小孩子的陰莖有不正常的分泌物，甚至造成殘障。

有些小嬰兒在發乳牙時，可能會出現發燒，或者情緒不好，有時更會一直流口水，造成父母親在照顧上的困難，對於這些小嬰兒的表現，當時的醫師是「丈二金剛」摸不著頭腦。例如，現代的皮膚醫學奠基者雅各．普朗克 (Jacob Plank) 醫師就認為發乳牙如果處理不好會造成殘障，而另一位有名的外科醫師約翰．杭特 (John Hunter) 以為長乳牙的後遺症會讓小孩子的陰莖有不正常的分泌物，影響他們的發育。

為了處理這樣的問題，每位醫師都絞盡腦汁想方設法去解決。當時連著名的醫學期刊《刺胳針》(*The Lancet*)，都建議醫師要用鋒利的小刀，替小嬰兒割開將要發出牙齒的牙苞；有人甚至覺得只有挑開牙苞不是辦法，必須切到骨頭的深度才能有效果；另外，在瑞典有位叫做羅森．馮．羅森斯坦 (Rosen Von Rosenstein) 的醫師，覺得切開牙苞似乎只是做「表面功夫」，所以他想到了水蛭，將之黏在小嬰兒的傷口放血，如此才會達到體液平衡，避免有後續的併發症發生。

於是恐怖的事終於發生了！因為實施牙苞切開術的多為外科醫師，在當時幾乎沒有無菌觀念，因此刀片都是藏在他們汙穢不堪的工具包內，而且還重複使用，造成了很多嬰兒死於敗血症。

根據一八三九年的倫敦市登記資料統計，因為發乳牙而造成死亡的嬰兒有五〇一六

◉ 十九世紀，實施牙苞切開術之後塗在嬰兒傷口的藥水含有鴉片或水銀成分。

位。看到這樣的數據的確令人怵目驚心，可惜的是，當時沒有醫師或政府部門去好好探討發生的原因，反而讓錯誤的觀念繼續存在而且擴大，使得更多無辜的嬰兒遭受外科醫師的摧殘，無法健康長大。

故事看到這裡，的確有種愧疚感，畢竟犯錯的那些人都是我的外科前輩，而要是我身處在那個時代，應該也是另一名劊子手。

然而可怕的事情還沒有到此為止！由於切開牙苞會造成嬰兒疼痛及嚎啕大哭，為了安撫這些飽受摧殘的小生命，很多成藥就被發明了。譬如，當時有名的塗在傷口的藥水「Woodward's Gripe Water」（伍德沃德護娃健液），主要成分是酒精，塗上之後嬰兒會更痛；而另外的「The Mother's Friend」（母親之友）及「Mrs. Winslow's Soothing Syrup」（溫斯洛夫人的安撫糖漿）則含有鴉片成分，恐怕造就了許多年紀小的毒蟲；但更誇張的是，有人將水銀加入藥水給嬰兒使用，因此有不少小生命汞中毒，形成十九世紀到二十世紀初著名的「紅腫病」(pink disease)，根據流行病學家估算，因為汞中毒死亡的病例數占使用它的一〇%—二十五%之譜。

值得一提的是，拜電的發明之賜，有腦筋動得快的商人發明出了所謂「Butler's Electro-Medical Teething Necklace」，將通了電的項鍊做成類似領結的裝飾（如圖），打的如意算盤正如同廣告詞所說，是「為了保護嬰兒免於藥物不良的反應」，不只可以讓「發乳牙的情況穩定」，還可以「治療癲癇」，讓寶寶全身充滿活力。

慶幸自己不是生活在外科醫師有如劊子手的年代，更慶幸自己的兩個小孩都能健健康康長大。尤其是我沒有受到廣告的誘惑，給他們食用任何奇怪的營養品或補品，因為我覺得現在是衣食無虞的時代，只要小孩不會挑食、胃口不錯，他們自然可以在「活潑學習、歡喜運動」的情況下安全長大——事實也證明，我的想法沒有錯。

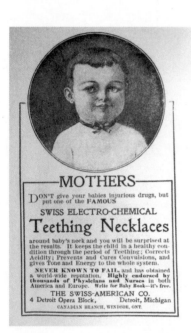

圖片出處｜http://www.magazineart.org/main.php/v/ads/healthandmedicine/patentmedicines/SwissElectro-ChemicalTeethingNecklace-1900A.jpg.html

陽痿狂想曲

——為了重振雄風，百年前的男人嘗試植入公羊或猴子的睪丸？

威而鋼（Viagra，學名叫 Sildenafil）的出現，讓男性「勃起困難」（erectile dysfunction，簡稱 ED，即俗稱的「陽痿」）的治療進入了新紀元，只要靠著藥物的作用，不需使用其他侵入性的方法，就可讓「不舉」的男性重振雄風，同時也讓出產此藥的輝瑞藥廠 (Pfizer, Inc.) 財源廣進，獲利驚人。

威而鋼原本是治療高血壓用的藥丸，因為療效不佳而計畫收回，卻發現很多老先生不從，讓輝瑞藥廠啟動調查，才知道原來是他們服用之後男性功能「回春」了。所以它從此之後變成治療「勃起困難」的良方——這是陰錯陽差，利用威而鋼的「副作用」，和它之前的治療用途南轅北轍。

上述的事例可能會讓你覺得不可思議，但是如果談到為了男性的「陽痿」，歷史上到底做了哪些驚世駭俗的事，那才會真的讓你嘆為觀止。

在一九一八年，美國醫師約翰．布林克利 (John Brinkley) 在堪薩斯州的米爾福德 (Milford) 執業，照顧當時因為禽流感而奄奄一息的病患。由於他口若懸河，再加上真的有些病患在他的處置後恢復健康，使得他搏得好名聲，收入開始增加，不過布林克利開始賺大錢的契機，卻是來自一位男性病患史地斯沃斯（Stittsworth）的狂想。

這位男性病患因為「性功能欠佳」找上布林克利，布林克利打趣地說，要是他身上能有公羊睪丸的話，就可以解決這個問題。沒有想到病人竟然央求布林克利替他做這個手術，而布林克利也膽大包天地在向對方收費一五〇美元（換算成今天的幣值約為一七六〇美元）之後，將公羊的睪丸植入該名農夫的陰囊內。

幾個星期之後，農夫返回診所告訴布林克利自己已恢復了男性的雄風。之後農夫的老婆竟然懷孕，並且生下了一個男孩。布林克利嗅出其中的商機，開始利用「公羊睪丸植入術」，治療男人不舉的問題。

布林克利是位有商業頭腦的醫師，很會利用廣告效應吸引人們的注意。例如，他將手術的費用提高到每次七五〇美元，而且將手術當成一般商品般在報紙上大打廣告，宣傳中提到：菁英接受這樣的手術，效果才會顯現出來，至於那些愚笨的人可能就沒有什麼用——這也說明為什麼大部分接受了手術卻達不到效果的人們不敢出來指證他的原因。

當時的美國醫學會（American Medical Association, AMA），注意到了布林克利彷彿江湖術士的手法，特別找了一位名叫莫里斯・菲斯班 (Morris Fishbein) 的醫師進行調查，結果他變成了一位不停揭發布林克利騙術的寫手，但由於醫學期刊的局限性，使得掌握大眾媒體喜好的布林克利仍占上風。

布林克利雖然毀譽參半，不過他生涯最大的轉捩點在於一九二二年拜訪了當時《洛杉磯時報》(*Los Angeles Times*) 老板哈里・錢德勒 (Harry Chandler) 之後。當時布林克利替《洛杉磯時報》某一位編輯執行了成功的睪丸移植手術，於是哈里・錢德勒吹捧布林克利為「美國最好的外科醫師」，使得他業務蒸蒸日上，病患應接不暇，甚至還起了想把診所移到加州的打算。還好加州醫學會的醫師群並沒有被沖昏了腦袋，拒絕了布林克利執業的申請，讓他乖乖地回到堪薩斯的老家。

不過布林克利的故事給了好萊塢電影業靈感，曾拍了一部叫「*Goat Gland*」（《山羊的腺體》——睪丸的文雅講法），探討了山羊睪丸移植到人身上的種種相關話題。

或許是拜訪了媒體大亨之後的感悟，布林克利回到老家之後，利用累積的財富建立了一間電臺 KFKB，並透過此電臺為自己狂打廣告，而且在電臺裡也主持了「Medical Question Box」（醫療問題信箱）的節目，由他親自回答聽眾問題，造成收聽率高潮，將事業推上另一個頂點；後來他甚至將觸角伸向墨西哥，如法炮製成立了另一家電臺，更成立了自己的藥廠。

高曝光雖然提高知名度，不過也讓布林克利露了餡。除了在電臺節目中給予聽眾錯誤訊息之外，更被人爆料他的學位是用錢買來的，加上莫里斯．菲斯班集中火力不斷揭發其弊端，最後在一九三〇年堪薩斯州醫學會撤銷了他的執業執照。

令人跌破眼鏡的是，在醫療戰場失利後，布林克利竟參與了堪薩斯州州長的競選。還好他沒有贏得選舉，否則今日又不知道是什麼局面！

一九三八年算是布林克利開始衰敗之年，長年追蹤他的莫里斯．菲斯班醫師逐漸取得上風，發表了一系列「現代醫學江湖郎中」(Modern Medical Charlatans) 的報導，揭發布林克利的惡行，也有更多手術失敗的病患出面舉發，並且打官司求償，據說讓他損失超過三百萬美元之鉅，最後在破產與病魔的折磨下，布林克利於一九四二年病逝。

布林克利的故事告訴我們，治療「陽痿」永遠是一門大生意，只要說服得了大眾，絕對可以因此財源滾滾。但是這也說明在正統醫療掛保證的「威而鋼」之外，其實還是有很多偏方一直充斥在市面上，而歸納其原因，不外乎病患對於「陽痿」認知不足，更由於它讓人「難以啟齒」，才讓不少江湖郎中一直有機可趁。

不過約翰．布林克利將山羊睪丸植入男性體內的瘋狂手術並非他的創見，了解醫療歷史的人應該知道，他是師法當時歐洲另一位很有名的醫師塞爾日．沃羅諾夫（Serge Voronoff）。

沃羅諾夫出生於俄國的猶太家庭，十八歲時移民至法國，並進入醫學院就讀。他非常幸運，成為當時很有名的法國醫師亞歷克西斯．卡雷爾（Alexis Carrel）的學生，亞歷克西斯．卡雷爾醫師在十九世紀末的名聲就是源自於有關移植的種種研究，自然給了沃羅諾夫不少靈感。

在一八八九年，沃羅諾夫就開始了瘋狂的研究。我並不知道他有沒有「不舉」的問題，但是他顯然為了增加自己的性能力，竟將狗與天竺鼠睪丸的萃取物打進自己身體內，期待有驚人的效果，可惜此招數顯然失效，他並沒有達到預期的能力。但沃羅諾夫並不氣餒，反而認為是因為萃取物的效能不足，想到自己的師承，他開始醉心於將動物器官移植至人體的手術。

一開始沃羅諾夫的實驗都是小型研究，直到一九一七年，他與美國石油鉅子雅比斯．博斯特威克（Jabez Bostwick）的女兒艾芙琳（Evelyn）相識共結連理之後，局面開始改觀。有了妻子的資金挹注，沃羅諾夫可以實現自己的理想，替五百隻以上的動物做手術。其概念很簡單，就是把年輕山羊與綿羊的睪丸，移植到年老的羊身上，證明有「回春」

一九三〇年代，認為把猴子睪丸移植到人的身上可以達到回春效果，很多英國足球名將紛紛接受治療。

(rejuvenation) 的功用。當時的人體實驗沒有像現在限制如此嚴謹，沃羅諾夫挾著上述動物實驗的結果，轉而把腦筋動到人的身上，只不過他的野心很大，不是只想治療「陽痿」而已，而是以「回春」作為宣傳口號。

一九二〇年開始，沃羅諾夫直接將猴子睪丸移植到人的身上，而且於一九二三年在倫敦的世界外科醫師會議 (International Congress of Surgeons) 上，當著全世界的七百多位外科醫師面前，發表了手術成果，結果得到極大的好評。

沃羅諾夫曾經在一九二五年出版了一本書，叫《經由移植的回春》(*Rejuvenation by Grafting*)，大剌剌談到移植動物睪丸到人的身上，就會產生等同「春藥」的效果，病人還可丟掉老花眼鏡，更有甚者，精神病人因此可以恢復正常。

因為來自世界各地找他的人愈來愈多，讓他在阿爾及利亞開了分院，而且為了保持「貨源穩定」，還在義大利成立了一座「猴子農場」，找了一位馬戲團的負責人全權管理。

一九三〇年代是他的全盛時期。沃羅諾夫深知廣告的重要，他租下了全巴黎最昂貴旅館的整層樓作為辦公室，裡面設有接待人員、管家、私人司機及隨扈。

但是隨著手術的人數愈多，負面消息及傳聞也接踵而至，科學界及醫界開始對他的成果多所質疑，但不管外界眼光，沃羅諾夫仍抱著相同的觀念行事，尤其在「睪丸酮」(testosterone) 被發現之後，更令他對自己手術的優越及正確性深信不疑，當時很多英國足球名將也來接受治療。

和布林克利一樣，沃羅諾夫的研究逐漸在一九四〇年代後失去魅力，只是他沒有像布林克利一樣搞到身敗名裂，而是成為塵封在醫學史的一段不願被人提起的笑話，湮沒在人們的記憶中。

隨著睪丸結構及免疫學的進步，沒想到開始慢慢有人替沃羅諾夫的研究平反。一九九一年，知名醫學雜誌《刺胳針》建議，應該重新公開沃羅諾夫的實驗檔案，而且醫學研究機構應該還要出資、贊助類似的研究；某些醫學期刊也提出沃羅諾夫的研究並非一無是處，因為睪丸裡的塞托利細胞 (Sertoli cell) 是免疫細胞的屏障，猴子的睪丸植入人體內，人體的免疫細胞無法對其產生排斥的功用，所以他的手術結果有些應是真實的，而非造假或安慰劑的效果而已。尤其美國抗老醫學會 (The American Academy of Anti-Aging Medicine) 更在二〇〇五年重新檢視沃羅諾夫的研究報告，認定他是以替代性荷爾蒙作為抗老化的先趨。

為了提升性能力，找回青春永駐，人們無所不用其極。或許，哪一天人的身上植入烏龜的基因來作為抗老化的治療，想必也不會讓人覺得奇怪。

接下來我要談到另一位英國生理學家賈爾斯．布林德利 (Giles Brindley)，他的豐功偉業可能會讓讀者們覺得比起布林克利及沃羅諾夫有過之而無不及。

布林德利是受過完整醫療教育的研究學者，早年曾在英國劍橋大學就讀醫學院，之後來到倫敦醫院 (Royal London Hospital) 服務。他一開始就熱衷於神經學的研究，帶領研究團隊在知名的醫學期刊上發表過上百篇的論文。不只如此，他也在一九六〇年代設計過人工視覺假體，以幫助失明的患者恢復視力；更發展出一套刺激神經元的方法，希望能對下肢癱瘓的病人有所幫助。

布林德利的研究也使得他成為著名的神經學專家大衛．馬爾 (David Marr) 的最佳諮詢人。大衛．馬爾最廣為人知的就是有關於電腦視覺 (computer vision) 的理論與研究。

有鑑於布林德利在神經學方面的獨到研究，他在一九八六年接受費里爾講座 (Ferrier Lecture) 的邀請，擔任講座的演講人。費里爾講座是英國皇家學會 (Royal Society) 每三年舉行一次的學術盛會，於一九二八年紀念大衛．費里爾 (David Ferrier) 爵士創立，大衛．費里爾是專精於腦部電刺激的研究而聞名於世的英國學者，因此受邀到這個講座發表演說的人，都是來頭不小的學者。而布林德利在費里爾講座的題目就是下肢癱瘓的患者在接受電刺激之後，有關於排尿、勃起以及輸精管的反應。

此外，多才多藝的布林德利更是一位音樂家，他精通巴松管(bassoon)的演奏，在一九六〇年代發明了「logical bassoon」，是一種用電力控制的巴松管演奏器。敘述了那麼多布林德利的豐功偉業，很難想像這位碩學鴻儒在「陽痿治療史」上也占有一席之地。他曾經在醫學會發表的殿堂上，有過驚奇脫序的演出，至今仍為人所津津樂道。

布林德利在醫學會上有什麼驚人之舉呢？那就要由加拿大學者勞倫斯・克茨(Laurence Klotz)在二〇〇五年發表於《英國國際泌尿學雜誌》(*British Journal of Urology International*)裡的一篇回憶錄說起。

原來布林德利在一九八〇年代左右，將他的研究觸角稍微偏離到「陽痿」的領域。可能是在電刺激上的作用不夠持久，他開始思考是否可以用藥物「局部注射」在陰莖上，以治療男性的勃起功能障礙。

布林德利以自己為實驗對象，在陰莖上施打了十幾種藥物，結果發現鹽酸罌粟鹼(papaverine)這種原本用於治療血管、腸胃道及膽道痙攣的藥物，可以延長陰莖充血的時間，是治療勃起功能障礙的希望。

為了讓自己的研究廣為世人所知，布林德利決定在一九八三年於拉斯維加斯舉行的世界尿路動力學會議上「現身說法」，以自己為實驗對象，告訴與會學者自己驚人的發現。

根據勞倫斯・克茨的回憶錄描述，布林德利的演講排在下午場，而事前他在電梯裡看到布林德利的打扮就不是很得體，只穿著藍色寬鬆的袍子，並非該有的西裝與領帶。剛開始跟著幻燈片報告時，布林德利表現還很正常，他提出有關鹽酸罌粟鹼治療陽痿的觀點，甚至讓在場的勞倫斯・克茨覺得很有說服性。但隨著演講告一段落，布林德利很得意地說可以用自己當做實驗對象說服大家，話聲一落，他竟然將褲子脫到恥骨上緣，用他的陰莖撐起褲子，證明自己目前雄糾糾勃起的狀態。

原來布林德利在演講前三十分鐘，便將鹽酸罌粟鹼注射在自己的陰莖上，準備證明自己所言不虛。但後來他不以為滿足，更將褲子褪至膝蓋，並且走下了講臺，要求有膽識的聽眾直接觸摸他的陰莖。與會的人士並非只有男性，坐在前排的女性一時花容失色，不知如何是好，只能發出尖叫聲，這些尖叫聲終於叫醒了活在自己世界的布林德利，讓他拉上了褲子，草草將演講結束。

費時了六個月，英國的精神科期刊才接受了他的文章，讓世界其他人知道這項研究成果。

布林德利以五十七歲高齡，用自己為實驗對象，證明鹽酸罌粟鹼的功效，帶起了另一種治療陽痿的方式。只不過可能是在局部打藥讓患者有些心裡怕怕，因此始終沒有成為很流行的方法，尤其在威而鋼問世之後，它就更乏人問津了。

如今我也會使用到鹽酸罌粟鹼，那就是在施行冠狀動脈繞道手術時，當我摘取下左側內乳動脈作為繞道的材料前，就會將它浸泡在鹽酸罌粟鹼的溶液中，讓內乳動脈擴張而變大，這也算是種另類的「勃起」吧？

禍莫大焉的手淫

——若想根除手淫這個惡習，就要用「通條」直接插入尿道？

曾經寫了一篇有關手淫與全麥餅乾的故事（見拙著《開膛史》「亂槍打樹」一文），說明了全麥餅乾的發明原來是為了降低男性「手淫」的欲望，而不是如同今日認為的養生健康食品，嚇壞了很多以全麥餅乾止飢解饞、甚至是減肥的女同事。她們不只對我的論點不予苟同，抱怨我降低了她們的喜好與食欲不說，還認為我是譁眾取寵，甚至是危言聳聽。其實，若是將醫療史攤開來看，手淫對於十七世紀以來的醫師而言，受重視的程度比當今我們看待愛滋病是有過之而無不及！不信的話，讓我們試著看看十九世紀的醫師雷丁 (Redding) 是如何描述手淫這個「禍害」：

「不管是瘟疫、戰爭，或者是天花，抑或是其他相似的疾病，都無法與手淫造成對人類的禍害相比！」

所以，你一定可以想像，食用上述的全麥餅乾還是比較溫和的方法，但也因為透過食物來「潛移默化」病患曠日費時，不足以「快速」對抗手淫這個萬惡的魔鬼，於是有很多醫師發明了「外在」的方式來矯正，甚至是來預防手淫的問題也就不足為奇。

底下談到的發明，就是為了預防手淫而來，其想法雖然並非全都是獨創，可是用「嘆為觀止」來形容也不為過，其中有些發明甚至還申請了專利。

一八四八年，醫師穆迪 (Moodie) 以中古世紀的「貞操帶」為藍本，設計出一種固定陰莖的器具，藉以達到預防手淫的目的（如圖一）。另外有位叫史蒂文森 (Stephenso) 的人，設計出陰囊用的吊帶，讓陰莖隨時保持「向下」的姿態，企圖使得穿戴上它的青少年，對於手淫這檔事實施起來更加困難，除非是將這玩意兒脫下（如圖二）。

更精彩的發明是將上述的仿貞操帶式的器具加上其他的功能。到了一八九三年，在美國奧勒岡的法蘭克．歐斯 (Frank Orth) 所發明的用品（如圖三，美國專利及商標局字號 US000494436）在人們穿戴上之後，會自動啟動內藏的溫度偵測器，當機器感應到溫度上升，表示穿戴它的人似有「欲念高漲」的可能，就會立刻啟動風扇降溫，避免接下來的「憾事」發生。

另外在一八九八年，賓州人喬瑟夫．李 (Joseph Lee) 則發明了具有警報功能的手淫預防器（如圖四，美國專利及商標局字號 US000641979），當晚上睡覺出現陰莖不預期勃起時，機器便會發出警報聲，提醒父母親趕快起床查看，確定自己的小孩有沒有在幹見不得人的勾當。

上述的兩項發明如果你有興趣，還可以利用我提供的字號，在美國專利及商標局 (United States Patent and Trademark Office) 網站看到原始文件，去領略這些發明者的原始想法。

前面談到的食品還有相關器材的發明，都是為了抵制「手淫」這惡魔，總括來說，到底還是預防的方法而已。但若想進一步「根除」這個惡習時，怎麼可以沒有「外科醫師」的強力介入呢？有了他們的努力，讀者們一定更能體會其用心良苦，其心中是

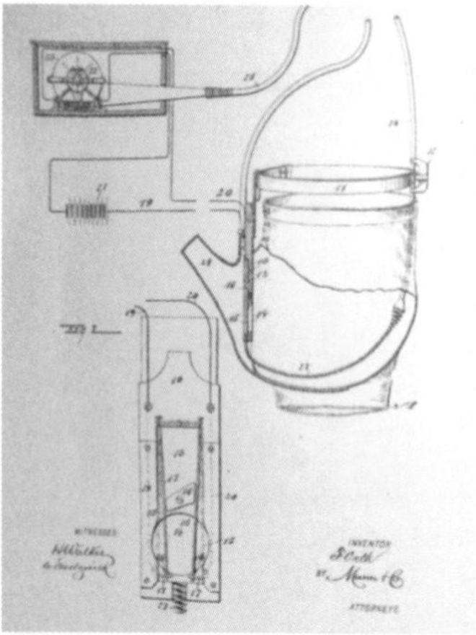

圖三

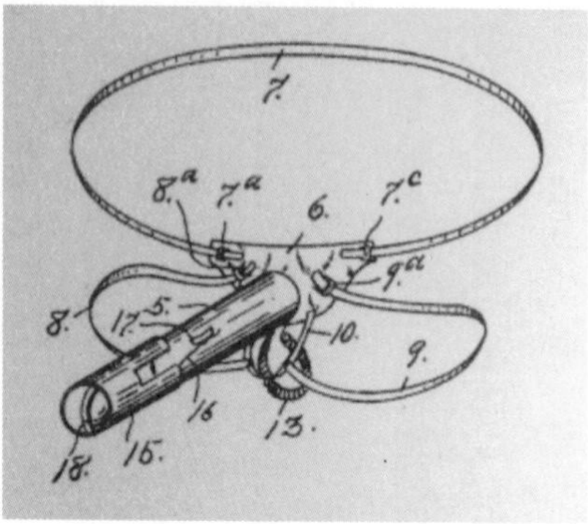

圖一

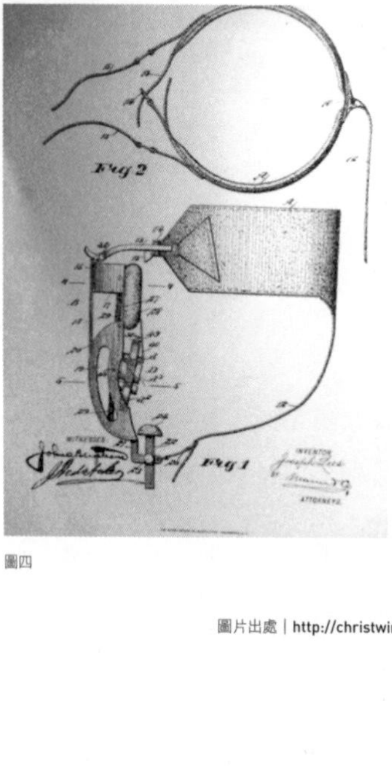

圖四

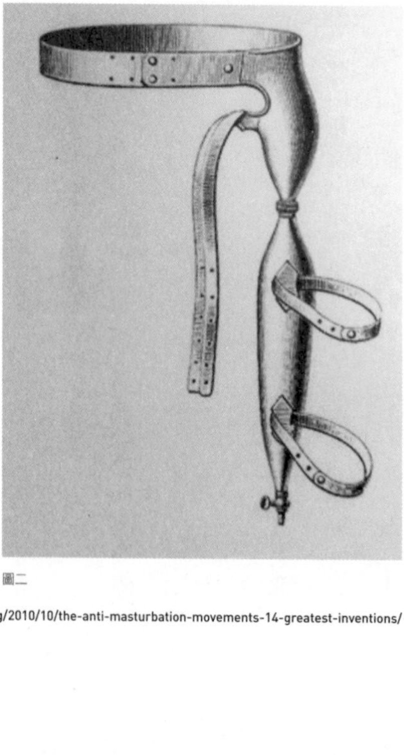

圖二

圖片出處｜http://christwire.org/2010/10/the-anti-masturbation-movements-14-greatest-inventions/

如何迫切想要有「立竿見影」的效果。

一八八三年在《波士頓內科及外科學雜誌》(*The Boston Medical and Surgical Journal*) 中，提摩西 (Timothy) 醫師就沾沾自喜地發表了三個病例報告，說他將病患的輸精管結紮，作為治療手淫的方法；更厲害的是亞伯拉罕・傑寇比 (Abraham Jacobi)，這位十九世紀末美國內科醫學會的主席，更主張要在陰莖上製造一些傷口，藉以提醒年輕人不可以隨便犯下「手淫」這個滔天的罪行。

因此，在二十世紀初，如果你看到知名醫學期刊《刺胳針》上有關治療「手淫」的外科方法時，可能不會覺得前述各種方法殘忍了。因為當時的歐洲醫界以拉勒曼德 (Lallemand) 為首的外科醫師們，普遍認為要給喜歡手淫的年輕人一些侵入性治療，以根除他們的壞習慣，而方法就是用「通條」直接插入這些病人的尿道裡，除了製造錐心刺骨的疼痛感之外，更讓隨後而來的尿道腫脹提醒他們手淫的壞處。

這些病患在受上述的治療時，通常會痛得大叫，於是冷血的拉勒曼德就很高興地寫下：

「通條拿出來後，病人會感覺如釋重負，一切會變得美好，我想病人以後都不敢再犯了。」

相信看了我的整理，男性讀者不免會毛骨悚然，訝異以前的醫師們未免小題大做，甚至是不可理喻，尤其是那些變態的外科醫師，竟帶給那些年輕男孩們不必要的痛苦——或許，這是醫學為了進步所必須付出的一種代價吧？

少年得痔大不幸

——醫師用雙手姆指之外的八隻手指撐開病人的肛門來治療痔瘡？

有句話說：「少年得『痔』大不幸。」利用雙關語來調侃人身上的難言之隱，確實能讓聽到的人產生共鳴而發出會心一笑，但這其中被提到的疾病可是困擾了人類幾千年。

「痔瘡」的確切發病原因並無定論，目前醫學上的主要理論認為是肛門內的壓力上升，使得肛門直腸管黏膜下層的靜脈擴大而形成曲張，這種「靜脈高壓症」有許多原因，可能是便祕、懷孕及長期蹲坐等等，當然有時會依個人體質有不同的變化。

目前對於痔瘡的治療已漸漸形成共識：如果病情不嚴重，最好的方式即是「預防重於治療」——平時多吃高纖食物、多喝水、多運動，盡量減少長時間久坐不動；情況再嚴重一些，可考慮使用紅外線燒灼或橡皮圈結紮；但如果症狀很厲害，造成出血或是痔瘡卡在肛門口的情形時，就非得用外科切除的方法了。

之所以談到痔瘡，其實是在閱讀醫療史的諸多演進中，又發現有類似的「復古」情節出現，所以特別提出來藉以搏君一笑，成為茶餘飯後可以打屁、閒嗑牙的話題。

在一九六八年，英國醫師彼得・羅德（Peter Lord）有鑑於痔瘡是肛門內壓力上升所導致，於是提倡了新的痔瘡治療方式，叫做「羅德式肛門撐開術」（Lord's Anal Stretch）。概念其實很簡單，套一句目前還常見於公車上的廣告標語——「痔瘡免開刀」，就是讓病患能夠經由醫師的巧手以治療頑疾。

「羅德式肛門撐開術」具體的方法就是醫師利用自己的雙手，慢慢將病患肛門撐開。這方式必須在麻醉的幫助下，由醫師用雙手姆指之外的八隻手指漸進地撐開病患「壓力大」的肛門，藉此降低其括約肌的緊繃，希望擴張之後肛門壓力下降，達到根除痔瘡的目的。

這個方法雖然有些殘忍，但以「痔瘡形成」的論述來說，如果擴張的成效有達到，應該不失為一種好方法，所以它確實在醫界也風行好一陣子。可惜治療之後的長期追蹤顯示，不是成效不彰，就是病患被搞到失禁，使得「羅德式肛門撐開術」不了了之，慢慢淡出痔瘡的治療方法之外。

肛門擴張的方法從前面的敘述看來，好像是彼得・羅德醫師的創見，但如果回顧過去的歷史，其實在更早之前就有人發明類似的方法，而且還流行了更久的時間。

在一八九二年的時候，美國的楊・法蘭克（Young Frank）醫師發明了「直腸擴張器」（rectal dilator，如圖一，一套售價是美金二・五元，換算成現在的幣值約為三十一美元左右），當時正逢橡膠廣泛使用，所以每根擴張器都是由硬橡膠製成。

當這組擴張器剛推出時，如同海報上所言，是為了解決「慢性便祕」而發明，不過一經廣告，竟造成了大流行，而且後來在廣告裡還擴充了它的用途——像是治療痔瘡、安眠、緩解青春痘症狀，甚至還可以治療蕁麻疹和貧血；並在使用指南裡，希望購買的人「用愈多次愈好」。

這個「直腸擴張器」在美國販賣了四十多年，直到一九三八年美國食品及藥品監督管理局（FDA）通過了管制醫療器材的法案，全面管制誇大不實的產品，兩年後一位運送販賣「直腸擴張器」的商人被逮捕，他所販賣的商品被以「標示不實」（misbrand）來起訴，而法院判決這項產品有害健康，才讓它自醫療市場消聲匿跡。

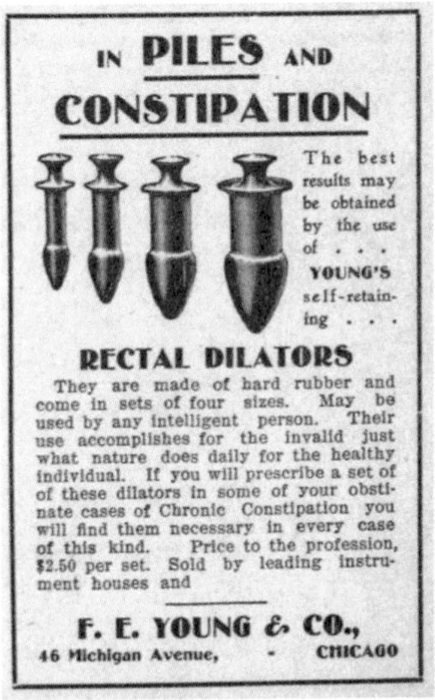
IN PILES AND
CONSTIPATION
The best results may be obtained by the use of . . . YOUNG'S self-retaining . . .
RECTAL DILATORS
They are made of hard rubber and come in sets of four sizes. May be used by any intelligent person. Their use accomplishes for the invalid just what nature does daily for the healthy individual. If you will prescribe a set of of these dilators in some of your obstinate cases of Chronic Constipation you will find them necessary in every case of this kind. Price to the profession, $2.50 per set. Sold by leading instrument houses and
F. E. YOUNG & CO.,
46 Michigan Avenue, - CHICAGO

圖一．出處｜http://www.pinterest.com/pin/565272190702397180/

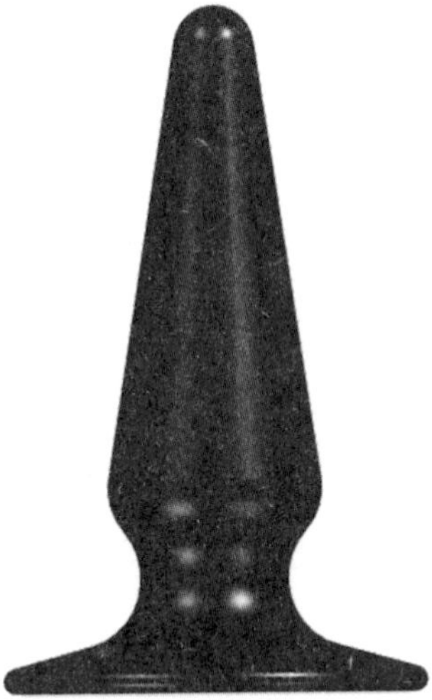

圖二．出處｜http://en.wikipedia.org/wiki/Butt_plug

但是「直腸擴張器」自此以後卻變身為「性愛玩具」，被喜好ＳＭ的人當做是性愛中助興的產品。如果你在Google中，用關鍵字「butt plug」（屁股塞子）搜尋，便可以看見當初楊．法蘭克醫師的發明，如今已是情趣商店裡一員（如圖二）。

我不知道英國彼得．羅德醫師在思考他的「羅德式肛門撐開術」療法時，有沒有參考了楊．法蘭克醫師「直腸擴張器」的概念，至少我個人認為，他多少有將它的精神融入在治療的理論裡。

有人說：「千古文章一大抄。」讀了我提供的故事，你也可以說，治病方法也逃不過此一原則，不只是「羅德式肛門撐開術」或「直腸擴張器」，在醫療發展史上，很多治療的法則都是植基於前人努力的成果上，再加以改良。當然不可能人人都成功，「成王敗寇」的例子比比皆是，上述兩位醫師的發明，只是我在卷帙浩繁的歷史檔件裡，無意挖出的一種「巧合」吧！

沒腸肚的人
——切除乳房預防乳癌只算小兒科，預防疾病的極致是割掉所有大腸？

美國女星安潔莉娜．裘莉(Angelina Jolie)做了一件不只讓平民大眾也讓醫師覺得她非常勇敢的事。日前她投書美國《紐約時報》(*The New York Times*)，表示自己為了預防乳癌的發生，進行了預防性手術——切除了乳房，而這一切源自於母親早逝帶給她心裡揮之不去的傷痛。

安潔莉娜．裘莉的母親在五十六歲時就已辭世，造成她對有關癌症的新知特別注意。所以她在接受了某些檢查後，證實自己的體內帶有一種叫「BRCA1」的基因，根據統計的資料顯示，若女性遺傳到這種基因，罹患乳癌和卵巢癌的機率將大增——診治她的醫師預估，安潔莉娜．裘莉有八十七%的風險會得到乳癌，而卵巢癌的可能性有五〇%。

依據前述醫師的預估，安潔莉娜．裘莉做出了令人難以想像的決定。她請醫師安排切除雙乳，以預防乳癌發生，而整體的醫療過程，包含雙側乳房組織切除與義乳重建，整整耗費了九個星期。

對於安潔莉娜．裘莉這段「預防治療」的故事，我待會再做評論，我倒是想先說說，二十世紀初英國外科名醫亞畢諾．蘭恩（Arbuthnot Lane）的一段故事。

亞畢諾．蘭恩是一位非常優秀的外科醫師，各式手術諸如骨科、消化道及耳鼻科手術皆有專精，同時他又提倡外科手術時的「無菌觀念」，設計許多器械以達到「不碰觸」（no-touch）大量組織的技術，將病患在手術時的傷害降到最低。

雖然擅長外科手術，但亞畢諾．蘭恩卻是古老觀念的擁護者。他深信記載在古埃及莎草紙上的觀念，認為人類的腸胃道是疾病的根源，必須「定時導瀉」，尤其在X光發現不久，他更深信不疑：大腸在X光片上的顯影是彎曲不定的，他認為容易潛藏穢物，把它當成是「糞坑」（cesspool），因此要用強力的瀉劑定時清理。

基於這個理念，他給自己和家人，甚至他的寵物（猴子）吃液體「石臘」(paraffin)。液體的石臘是非常強力的瀉劑，吃的人不只會大量排氣，有時在不知不覺中還會滲便在褲子上，造成使用者的困擾，所以他的小孩常常因此受到同儕的恥笑。

亞畢諾·蘭恩同時也發明一種皮帶——Curtis Belt，希望藉由外力將腹腔內彎曲的腸子矯正，並提供支撐，但是其可笑的外觀，常讓人望而卻步不敢使用，因此又讓他的小孩成為同學的笑柄。

不過上述幾件事只是開端，待亞畢諾·蘭恩讀到一九〇八年諾貝爾醫學獎得主埃黎耶·梅契尼可夫 (Élie Metchnikoff) 的著作之後，更把上述「腸道易瘀積病原」的觀念推展到極致。

埃黎耶·梅契尼可夫是研究微生物的專家，因為發現白血球有「吞噬現象」(phagocytosis) 而得到諾貝爾醫學獎，同時他又提出創見，認為「乳酸菌」對身體很好。他曾在保加利亞旅行時，發現有處百歲人瑞的村子，他覺得很有趣而對他們展開研究。最後得到結論，認為這些人瑞是每天喝「酸奶」（即優格）的關係才得以健康長壽。此後，他便終身日飲酸奶，作為身體的保健。

埃黎耶·梅契尼可夫的研究，啟發了日本人代田稔。代田稔後來培養出一種能耐腸胃道酸性環境的乳酸菌——即今日「養樂多」內的主要成分。

不過亞畢諾・蘭恩看重的並非埃黎耶・梅契尼可夫的研究成果，反而對他有關腸道微生物的觀察非常感興趣。據埃黎耶・梅契尼可夫估算，大腸的細菌一天內可以複製產生一二八兆個——這個驚人的數字讓亞畢諾・蘭恩如獲至寶，這與他所主張腸道是糞坑、是疾病的根源不謀而合。

於是亞畢諾・蘭恩大膽提出「大腸無用論」，對於這個滿布汙穢，只是潛藏細菌的通道，應該除之而後快。所以他開始提倡「全大腸切除術」，鼓勵病人為了避免日後發生疾病，應該趁早將身體疾病的萬惡淵藪——大腸全部拿掉，結果有一千多人響應。

一九一二年，亞畢諾・蘭恩受到歐、美醫界的歡迎，受邀到美國紐約演講他的手術，備受推崇，堪稱當時最時髦的創見——醫師不僅能治療疾病，更能預防疾病。有醫師甚至開玩笑說，在全大腸手術時應該順便檢查一下體內的其他器官，確認是否有「大掃除」(spring-cleaning) 的需要。

不過並非每個人都接受亞畢諾・蘭恩的觀念，而且他自己在一九二六年的時候，不知為何也不再認同自己的學說，反倒是全力投入「健康飲食」與「運動」的養身保健工作，還替食用酵母菌代言廣告（如圖）。

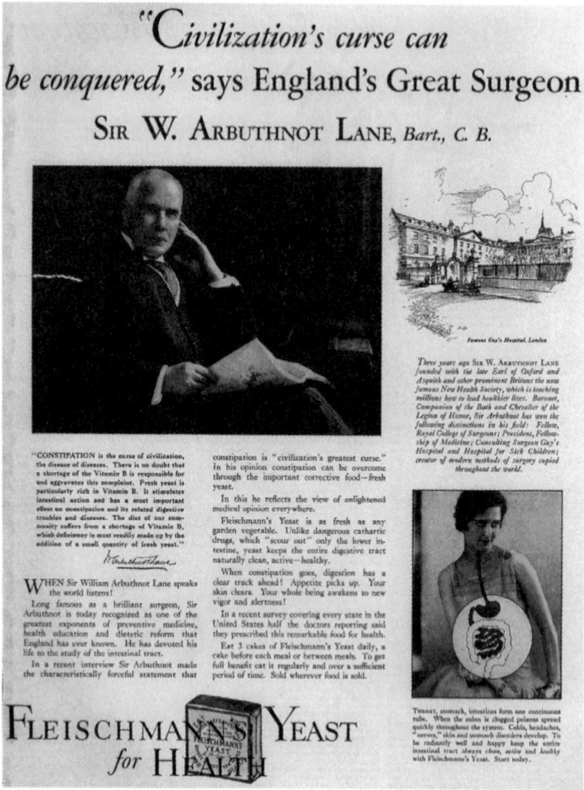
"Civilization's curse can be conquered," says England's Great Surgeon
SIR W. ARBUTHNOT LANE, Bart., C. B.
"CONSTIPATION is the curse of civilization, the disease of diseases. There is no doubt that a shortage of the Vitamin B is responsible for and aggravates this complaint. Fresh yeast is particularly rich in Vitamin B. It stimulates intestinal action and has a most important effect on constipation and its related digestive troubles and diseases. The diet of our community suffers from a shortage of Vitamin B, which deficiency is most readily made up by the addition of a small quantity of fresh yeast."
WHEN Sir William Arbuthnot Lane speaks the world listens!
Long famous as a brilliant surgeon, Sir Arbuthnot is today recognized as one of the greatest exponents of preventive medicine, health education and dietetic reform that England has ever known. He has devoted his life to the study of the intestinal tract.
In a recent interview Sir Arbuthnot made the characteristically forceful statement that constipation is "civilization's greatest curse." In his opinion constipation can be overcome through the important corrective food—fresh yeast.
In this he reflects the view of enlightened medical opinion everywhere.
Fleischmann's Yeast is as fresh as any garden vegetable. Unlike dangerous cathartic drugs, which "scour out" only the lower intestine, yeast keeps the entire digestive tract naturally clean, active—healthy.
When constipation goes, digestion has a clear track ahead! Appetite picks up. Your skin clears. Your whole being awakens to new vigor and alertness!
In a recent survey covering every state in the United States half the doctors reporting said they prescribed this remarkable food for health.
Eat 3 cakes of Fleischmann's Yeast daily, a cake before each meal or between meals. To get full benefit eat it regularly and over a sufficient period of time. Sold wherever food is sold.
Famous Guy's Hospital, London
Three years ago SIR W. ARBUTHNOT LANE founded with the late Earl of Oxford and Asquith and other prominent Britons the now famous New Health Society, which is teaching millions how to lead healthier lives. Baronet, Companion of the Bath and Chevalier of the Legion of Honor, Sir Arbuthnot has won the following distinctions in his field: Fellow, Royal College of Surgeons; President, Fellowship of Medicine; Consulting Surgeon Guy's Hospital and Hospital for Sick Children; creator of modern methods of surgery copied throughout the world.
THROAT, stomach, intestines form one continuous tube. When the colon is clogged poisons spread quickly throughout the system. Colds, headaches, "nerves," skin and stomach disorders develop. To be radiantly well and happy keep the entire intestinal tract always clean, active and healthy with Fleischmann's Yeast. Start today.
FLEISCHMANN'S YEAST for HEALTH

圖片出處｜http://library.duke.edu/digitalcollections/mma_MM1131/

會說到安潔莉娜・裘莉與亞畢諾・蘭恩的故事，其實是對於「預防治療」這件事的比較。在以前資訊不發達、科學實驗不嚴謹的時侯，「醫師的意志」常常是左右病人對於治療的最後意見，病人大多沒有什麼自主的想法；而現今科學實驗愈謹慎、資料愈全面，反而是「病人的意志」決定了治療的方向——他們必須在醫師所提供的琳瑯滿目數據裡，決定什麼是對自己最好的，因此病人容易陷入苦惱，更需要相當的膽量，不若以前那般容易，只需配合醫師即可。

所以，我也贊同安潔莉娜・裘莉是很「勇敢」的女性，因為接下來，她必須面對「八十七％降至五％」罹患乳癌的可能性，而且可能要接受「卵巢及輸卵管切除」的手術，更不用說，還要擔心「乳房植入物長期放置人體」的可能副作用。

思鄉斷腸時

——給予患有「思鄉病」的人更大的痛苦與折磨，才能挽救他們？

每次讀王維所寫的〈九月九日憶山東兄弟〉時，心中就有些酸酸的感覺，因為「獨在異鄉為異客，每逢佳節倍思親」，總讓我憶起當年北上就讀醫學院的光景——只要一到放假的時候，就情不自禁想起南部家人。

相信每個人都會有「思鄉」(homesickness)的經驗，不管是因為求職、求學而離鄉背井，抑或是不可抗拒的因素不得不放棄熟悉的地方，心中那種不捨的淡淡情愫，常會讓人心情低落，嚴重的話可能會茶不思飯不想。

面對這種情況，現在大部分的人都會認為那只是暫時的心情起伏，不過在醫學的發展過程中，「思鄉病」可是曾經被大規模提及，煞有介事地研究過。

最先嚴肅看待「思鄉病」的是瑞士醫師約翰尼斯・霍費爾(Johannes Hofer)，是他先使用了「nostalgia」來稱呼思鄉病。這個字是兩個希臘字的組合字，「nostos」是「native land」（故鄉、故土之意），而「algos」則是「痛苦、疼痛」之意，兩者連在一起，即是「因為故鄉而起的身心煎熬」。

霍費爾醫師在法國的瑞士傭兵身上看到思鄉病的症狀，那些遠離故土，在法國平原戰備的軍人有時會虛弱無力，或是心痛發燒，也有人伴隨消化不良、胃痛，有的人甚至因此死亡。當時軍隊的醫師認為，是附近牧場的牛鈴勾起了那些瑞士人的情緒，因而傷害了他們的腦細胞或耳膜，以致有前述不舒服的症狀發生。

霍費爾醫師並不認同法國軍醫的想法。他認為是腦部中連通身體的圓管（大概是脊髓，當時對它並不是很了解）出現黏滯的液體阻塞，以致人才會有心痛、發燒，或者是腸胃道不適的症狀，如果全部被阻塞而不通，人就會死亡。

霍費爾醫師並以自己行醫的經驗為例，在一六八八年於瑞士巴塞爾 (Basel) 報告了兩個病例：一個是在瑞士伯恩 (Berne) 讀書的年輕人，因為思念故鄉巴塞爾而生病；而另一位是從瑞士鄉間來大城市討生活的女孩，因為思鄉而跌跤陷入昏迷。兩人在霍費爾醫師的正確診斷後，經過治療而完全康復。

從霍費爾醫師的報告之後，慢慢地在十八世紀歐洲的醫師都開始正視「思鄉病」是一種必須正確認知、而且需要治療的疾病。於是各種治療的方式紛紛出籠，其中放血是最常見的手法——除了用刀子之外，有醫師還會利用水蛭達到更好的效果。

在一七八九年的時候，法國醫師喬丹・勒孔特 (Jourdan Leconte) 進一步提倡，要給予這些患有「思鄉病」的人更大的痛苦與折磨，才會讓他們盡量遠離那種傷害身體健康的狀態——因為他從某位好友口中得知，有位俄國部隊的指揮官面對部隊大規模的「思鄉病」風潮，為了有效遏阻疾病蔓延，活埋了兩位生病的士兵才得到控制。

另外在美國南北戰爭時，外科醫師的工作日誌裡也常提到「思鄉病」。一八六一年，有位部隊醫師統計，大約有五二一三人患思鄉病，而且其中竟然多達六十人死亡。還提到一個有趣的現象，那就是鄉下來的土包子 (country bumpkins)，通常比那些油頭滑臉的城市佬 (city slicker) 容易得到相思病。

在一八九九年，英國皇家醫師學會 (Royal College of Physicians) 還煞有介事收錄了「思鄉病」為正式的疾病，不過此時有愈來愈多的醫師開始把它認為是暫時「精神不穩」而已，因為在英國的部隊裡患有「思鄉病」的軍人，一旦退伍就恢復正常，而且沒有什麼後遺症發生。

即使醫學界慢慢不再把思鄉病當成是疾病看待，美國的部隊醫官仍在第一次及第二次世界大戰裡，認真統計了所有患病官兵的資料，尤其是開拔到「前線」作戰的有關人員。

究竟什麼是「思鄉病」？我覺得它應該是一種「時代病」，像是多年前流行的「腸躁症」(irritable bowel syndrome, IBS) 和當今的「胃食道逆流」(gastroesophageal reflux disease, GERD) 一樣，一旦有醫師登高一呼，就會牽動很多人紛紛前往看診，一時之間好像很多人「中獎」。話雖如此，我想在特定的族群身上既然有了症狀，也可以真的視為一種病吧？只是被歸類成這種病的人，有時看起來又似乎沒有什麼大礙。

一票難求的解剖秀

——解剖人體是一種時尚表演？

醫師常常有機會參加各種名目的討論會、年會、月會、專題報告等等，而幾乎所有形式都不外乎是大家得西裝畢挺，聚在講堂看著報告人的 PowerPoint，之後大夥兒再陸續發問、一起討論，有時還會加入餐會助興。

上述的聚會模式大概是以內科系醫師為主，至於外科醫師的討論會可能會比較生動一些，除了靜態報告之外，還有「live demonstration」（即時示範）的手術過程，在講堂裡由外科專家負責穿針引線，與手術房內主刀醫師連線，讓所有人看清楚重要的手術步驟。

這種醫學會形式的誕生，應該是很多外科的手術「看的比說的還容易」的關係，在平面圖上說得天花亂墜、口沫橫飛，不若攝影機一架，鉅細靡遺拍出所有過程來得快捷有效。然而要促成這種發表方式，一方面需要外科醫師有不藏私的精神之外，當然另一方面也要他具備足夠的膽量與技術，說白一些，喜歡這種報告形式的外科醫師必須要有「愛炫耀」的性格。

現在外科醫學會的「live demonstration」已經改變很多，即時通訊可以讓會場的參與者和手術室的主刀醫師進行不斷電通訊，有些醫師怕分心還可以先錄下手術的過程，再以播放影片的方式報告。不管他們的演講如何精彩絕倫，更重要的一點是病患的安全比以前改進很多，先進的技術麻醉、無菌觀念，甚至術前評估等等工作都不得馬虎，所以即使加入同步實況轉播，還是與一般手術無異。

你可能會問我，那之前的外科醫師如何學習開刀技巧呢？答案是：和現在差不多。畢竟外科醫師愛炫的天性和現在的人一樣，不過觀看手術進行的人，可能不見得只有外科醫師，反倒是像一場場「外科劇場」秀——當然，病患的安全可能就岌岌可危，不能和現在相比！接下來要談到的故事就有些離譜，但在當時卻視為理所當然。

故事的主角叫做 Hoo Loo（姑且叫做葫蘆吧！），他是十九世紀住在廣東的三十二歲男性，由於下腹部到鼠蹊長了一顆巨大的腫瘤，當時在中國沒有醫師可以對其醫治，於是受駐診在廣東的英國醫師郭雷樞 (Thomas Colledge) 慫恿，和東印度公司簽約，一面在船上工作，一面前往英國倫敦，準備請當時有名的外科醫師艾斯頓·奇 (Aston Key) 幫忙治療。

一八三一年四月，搭了六個月的船，葫蘆終於抵達倫敦，並且在船公司介紹下，到當時倫敦最有名的蓋氏醫院 (Guy's Hospital) 接受治療。據當時報章雜誌報導，葫蘆身上的腫瘤直徑約有四英呎，屬於相當罕見的病例，為了能讓更多人觀看手術進行，醫院當局決定不在空間較小的開刀房施行手術，改在較寬敞的解剖教室舉行——結果有六八〇位民眾買票入場，至於那些買不到票的人，聽說還在醫院外鼓譟。

在四月九日，艾斯頓醫師先在解剖教室花了十五分鐘演講，接著葫蘆被帶進來，隨後被五花大綁在手術檯上，眼睛被覆上手帕，避免看到手術的情形。由於當時並沒有麻醉技術，所以他是在灌了幾口威士忌之後就被趕鴨子上架。可憐的葫蘆只希望割下腫瘤後，還能保留命根子，可以傳宗接代。

當時艾斯頓的助手還有艾斯特利．庫柏 (Astley Cooper) 等知名外科醫師，可謂陣容堅強，只是他劃下刀之後，便面臨到病患出血不止的窘境，而且威士忌根本起不了什麼效用，所以每劃一刀，葫蘆不免大叫及掙扎；艾斯頓醫師有時還得停下刀來，讓旁邊的護士安撫他，並且持續灌他威士忌。眼看手術造成失血過多，現場立刻有熱心的醫學院學生捲起衣袖，捐了大約一品脫 (pint) 的血給葫蘆。

不過由於手術時間過久，葫蘆看起來氣息微弱，灰頭土臉的艾斯頓醫師只好將他的命根子也截了下來，草草闔上傷口了事。

葫蘆最後還是死了，只是隔天的《泰晤士報》(*The Times*) 並沒有譴責艾斯頓醫師，反而認為是手術當天聚集了太多民眾，室內悶熱，所以才造成病人脫水而死。即使一星期後，有醫師在知名的醫學期刊批評艾斯頓醫師的野蠻行徑，整個社會仍沒有掀起太大的波瀾。

讀到葫蘆的故事讓我感觸良多，想想才不過一百多年前，醫學不發達的時候，人命如草芥，外科醫師「胡搞」造成病人死了，就好像死了隻螞蟻一樣，沒有什麼人會追究。現在科學昌明，民智大開，外科的技術進步很多（但也沒有到什麼都可以醫的地步），然而兢兢業業的外科醫師如果有什麼小閃失，造成病人三長兩短，可能所有家當拿來賠都不夠——這也是重症科醫師愈來愈少、「五大皆空」必然的原因吧！

看病先挑時辰

——黑死病的爆發，是因為木星、土星、火星的奇妙排列？

每天早晨在上班前，我總會打開電視看一下有沒有重要的新聞，算是在面對嶄新的日子前對所處環境的關心。常常在電視的跑馬燈上，或者是某些特定的時段裡，看到十二星座每天的運勢預測，有時還會有自稱「星座專家」的老師講解。

通常這些預測都分工作、愛情、財運及幸運顏色的種種剖析。基本上，我是抱持不相信的態度，那短短十二則星座預測，怎能一體適用於千千萬萬的人？但說句老實話，如果看到自己的襯衫顏色和播報的幸運顏色有所出入，心裡頭難免還是會有些疙瘩。

和中國的卜筮算命雷同，西方的占星術也算歷史相當久遠。根據歷史學家研究，它的源起可以遠溯自巴比倫時期，一開始是專門用來預測君王與國家的運勢，後來經由希臘人的擴充與利用，將一般平民百姓也包括了進去，因此成為一門廣受歡迎的玄學。而占星術的立論基礎，是排列出每個人出生時的太陽、月亮及行星在天空的相關位置，用以決定其一生的命運。

上述由占星術所建構出的天宮圖，可以用來推斷每個人的個性及一生的命運，更可以延伸使用來預言個人每日的運勢，豈料在經過千年的發展之後，竟變成了醫師進行治療的重要參考依據！

根據史料記載，在一三四八年時，法國正受到「黑死病」的肆虐，心急如焚的法王菲利浦四世（Philip IV），召來了德高望重的巴黎大學醫學教授群，看看這樣的情況要如何解決。結果在幾日熱烈討論之後，這群碩學鴻儒對國王提了一份相當重要的報告。

這些所謂的專家發現，這場「黑死病」起源自一三四五年的三月二十日——當時寶瓶座三顆高位星星排列的位置有問題，因而破壞了大氣的氣場。他們精彩的報告，還提供給國王重要的細節：

「由於土星及木星的連線，帶來了民眾的死亡……，火星及木星的連結，使得空氣變得足以讓人生病甚至喪命……，木星是顆溫暖潮溼的星星，可以從土裡及水裡引出邪惡之氣；至於火星則相當高溫與乾燥，會點燃前述的氣體。」

如果你質疑法王所聘請的那些「醫學專家」，怎麼可以如此草率行事，把這種重大的傳染病歸咎給所謂的「星象不佳」？那你可能忽略了當時重要的醫學理論。當時醫師的養成訓練中，除了一般的醫療常識外，還要修習占星術，尤其在他們的隨身提袋中，還要有占星相關的書籍與醫學星座圖（Medical Astrology Man，如圖）。

當時醫師學習占星術，並非單純是用來診斷患者的病症，同時更是為了選擇最佳的「治病時辰」。就有記載顯示，病患若是要治療「偏頭痛」，那麼最好的時機是四月三日，而治療「眼盲」，則必須是四月十一日。

這也無怪乎在一四三七年的時侯，巴黎大學的醫學教授們為了瀉劑正確給予的時間，

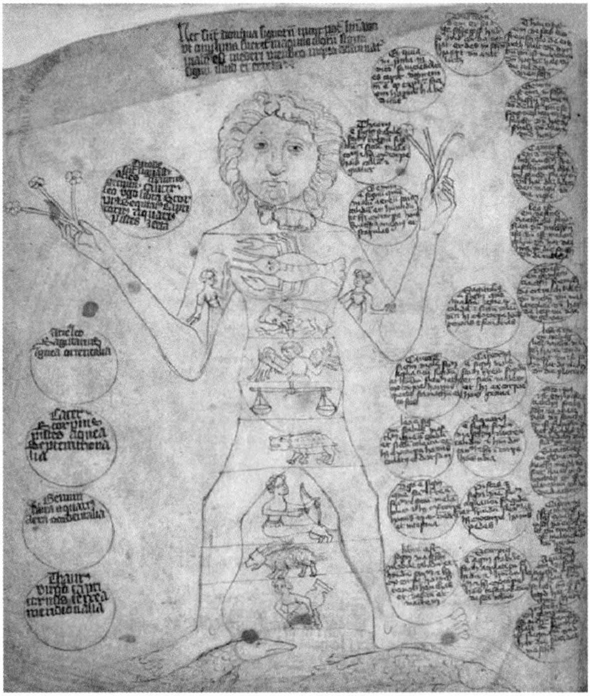

圖片出處｜http://commons.wikimedia.org/wiki/File:Medical_Astrology-Man.jpg

爆發了激烈的唇槍舌戰。經過不眠不休的討論之後，決議為了避免日後治療不成卻分辨不出到底是「藥物無效」或者是「醫師選擇時機有錯」，所有醫師必須將治療的時間細分到每天的哪個「小時」的地步。

同理可證，當時的外科醫師在執行手術時，一定要以「合適的時間」作為處理的準則。相對的，如果外科醫師開刀失敗，占星術可能會提供他們很好的保護傘，所以在一四二四年的倫敦，才會有以下有趣的訴訟案件。

一位民眾到法庭上控告了三位外科醫師失職，對他的大拇指傷勢處理不當。在法庭激烈的攻防之後，法官判決這三位外科醫師無罪釋放，原來是承審的法官也參考了占星術，他在判決書中提到：

「手術在一月三十一日實施，當天的月亮看起來有血腥的樣貌 (bloody sign)，不只如此，寶瓶星座在那時侯也表現出邪惡的群集 (malevolent constellation)……」

上面我提到的故事，讀者們或許會覺得荒誕不經，以為當時歐洲的民眾與醫師非常「無知」，但是在回溯歷史的過程中，這種「無知」只是後世對於他們不公平的評斷，我相信當時的人們，對於占星術的依賴是不言可喻。

現在的我們比較文明嗎？或者，比較不會迷信嗎？有時侯我可不會這麼想。我自己曾被好幾個即將實施「開心手術」的病患，當面委婉拒絕過——這些人倒不是不相信我的醫術，想要另尋高明而「落跑」，而是在「深思熟慮」後，說出讓我啼笑皆非的「重要理由」：

「醫師大人，可不可以改一下手術的時間呢？因為那天的日子，農民曆上說不太好！」

液體黃金

——尿液可以治病、解毒、美白牙齒，還可以用來占卜？

某廖姓男藝人每天喝自己的「尿」作為日常養身保健的方法，而且曾經現身說法公開分享它的好處。乍聽起來似乎有那麼點噁心，但其實不管是什麼年代，和他有一樣想法的名人雅士隨便都可以找得出一籮筐來。例如，在十三世紀唯一具有醫師身分的教宗約翰二十一世 (Pope John XXI)，以及一九七八年印度的總理莫拉爾吉・德賽 (Morarji Desai)、九〇年代香港名主持人葉特生等人，都是「尿療法」的信徒。甚至，大陸有節目報導，在西安市灞橋區霧莊北村裡，有很多老人家集體堅持喝尿以抵抗頑疾。

若以現代的角度思考，上述的情形會令多數人覺得不可思議，認為尿不過是身體排泄物，根本不值一提，但若是好好把歷史翻出來看，我說它是「液體黃金」也不為過。

在一九九〇年由日本醫師中尾良一所著的《尿療法的奇蹟》一書中就指出，遠在五千年前的印度醫學，就有用尿治病的記載，在其古老的醫學寶典《達瑪譚崔》(*Damar Tantra*) 就藏有一〇七句詩頌揚尿的好處，而且把「尿療法」叫做「Shivambu Kalpa」；而在中醫裡，明代李時珍的《本草綱目》也記載了「人尿，氣味：鹹、寒、無毒。主治：

溫熱頭痛。童男者尤良」——這個被俗稱為「回籠湯」的人尿，更可以治久嗽上氣失聲、止勞渴、潤心肺、蛇犬咬，甚至殺蟲解毒，琳瑯滿目好不精彩。

只是若談到古埃及如何利用尿時，就更會令人嘆為觀止。

根據《柏林醫學莎草紙》(*Berlin Medical Papyrus*) 中記載，孕婦的尿是判定生男生女的「利器」。一九三九年學者貝恩 (Bayon) 從中翻譯得知，若孕婦尿在小麥的穀物袋造成發芽，她就懷有女嬰；同樣的試驗，如果尿在大麥的穀物袋造成發芽，那肚子裡就是男嬰；如果兩種試驗都沒有造成發芽，那孕婦可能是懷了「龍鳳胎」——一九六三年有位無聊的科學家重現了古埃及人的做法，發現其正確率竟然高達七〇%。

而在古羅馬時代，蓋倫雖然無法忍受尿味，但是仍然建議將男童的尿在銅罐中加以攪拌，然後一飲而盡，他認為這是有益健康的「gold glue」（黃金膠水）；也有羅馬人把尿用在牙齒「美白」上，這點可從同時代的著名詩人卡圖盧斯 (Catullus) 的作品得到證明。

不知怎麼搞的，到了中世紀的歐洲，尿變成了重要的疾病診斷工具，被稱為人的「體液之窗」(the liquid window)，經由特殊的工具攪拌後，醫師不用看到病人就可以判斷出其病況。我們可以在十三世紀由法王路易九世 (Louis IX) 指派到東方，企圖和蒙古可汗結盟的方濟會修士威廉・魯伯克 (William of Rubruck) 的遊記中窺其一斑：

> 「眾所皆知，東方人眼睛都很小，無論做什麼他們手都極巧。他們的醫師善用草藥，並能根據脈搏精密診斷，但是他們不採尿液樣本，對於尿液一無所知。」

這段傳神的記載說明了兩件事：第一是蒙古人已習得中醫技巧，第二是歐洲此時的醫學主流，根本不注意病人的主訴與觸診，完全根據病患的小便做判斷，自然會認為蒙古人對於尿液一無所知。

原來歐洲在中世紀之後，也許是受黑死病的陰影所籠罩，醫師不再主動接觸病患、找尋病因，而是代之以檢查尿液。例如，在七世紀的拜占庭，醫師提阿波利斯 (Theophilus) 就將前人和自己的經驗寫成一本《尿論》(*De Urinis*)，分析各種尿液的顏色及外觀，成為判斷病患身體狀況的參考；在十一世紀，醫師伊斯梅爾 (Ismail) 更發明了一種和人類膀胱形狀相似的瓶子「matula」，不只讓醫師可以貯集、加熱尿液或加藥改變病患的尿液，更能藉此診斷出潛藏的病情。

經由尿來診斷病情的方式因此在歐洲大行其道，各種書籍學說應運而生，十五世紀德國醫師凱沁 (Johannes de Ketham) 費時收集而寫成的《醫學百科》(*Fasciculus Medicinae*)，其中就有尿液圖譜，讓每位醫師可以拿著 matula 加以對照，不用接觸病人，就能夠說出病患的病情和症狀（如圖）。

所以在十六世紀之後，出現了一種名叫「Leches」的業餘醫師，只要將尿液交給他，他就幫你對照前述的圖譜，並告訴你得到什麼病，作為服用藥草的參考。可笑的是，這些「Leches」並不是醫師科班出身，自然良莠不齊，混亂了真正的醫療市場。

還好在十七世紀之後，這種尿液診斷的學問，因為新興的醫學而逐漸式微，變成可笑的「pisse-prophet」（尿液占卜），藉由小便指點迷津，儼然和占星術分庭抗禮。

寫到這裡，肚子已經笑到痛了，不奢望你會認同尿液是「液體黃金」的概念，但不容否認，在醫學史中它曾經是很重要的診斷媒介，如今雖然沒有之前那麼舉足輕重，但依舊是醫師判斷病患情況的重要資訊來源。所以，有國外泌尿科醫師曾為文調侃自己，說現在的尿袋就是以前的 matula，優秀的醫師也該修習這種「尿液診斷」，因為它確實藏有不少珍貴資訊。

至於我？我看就免了，因為我是心臟專科醫師！

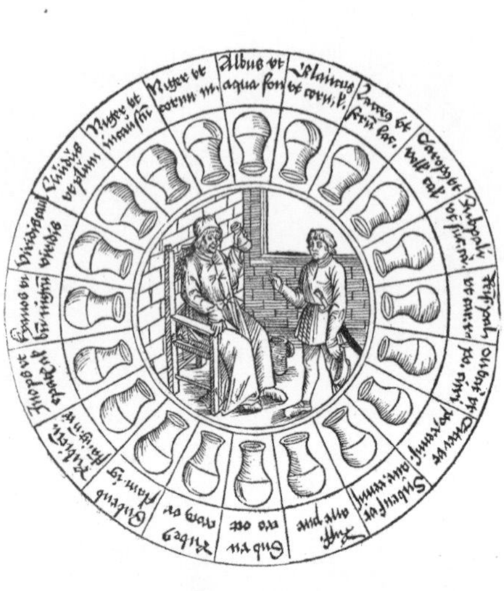

圖片出處｜http://lovearchmag.tumblr.com/post/25428398571/the-medieval-urine-colour-wheel-a

反射區

——腳底對應器官、舌頭反映疾病，真的？假的？

說到腳底按摩，我是滿喜歡的，甚至還有自己的特約按摩師——除了技術純熟之外，他令我驚奇的是，單單用手指的力量，就可以在我的腳底或趾頭上，製造出各式各樣讓我無法忍受的痛，有刀割般的疼痛，有撕裂般的難受，或是觸電般的痠麻等等，而且他能在為我腳底按摩時，明確指出我當時身體有哪些部分有問題，經常是屢試不爽。

我的驚奇在按摩師的解說之後，卻變得沒有什麼好大驚小怪之處，原來他可以透過手上的巧勁，加上多年的經驗，在腳上找出相對應的「器官反射區」是否有問題——這種不知從何而來的理論基礎，認為腳底每一部分，都有身上某一器官的對應區域。

你幾乎可以在每一家養生館內，看到雷同的腳底器官反射區圖譜。這種「器官反射區」的概念，只有「腳底」才有嗎？我想答案是否定的，搜尋網路的資訊可以找到，有人就提到「手掌」和「耳朵」也有類似「器官反射區」的存在，所以你會看到有人提倡「拍手功」或「揉耳朵」，將之當成是日常養生的方法時，自然就見怪不怪了。

上述的「器官反射區」概念，在傳統的中醫學裡，似乎是找不到專門的著作，我想它的原理與臨床的應用基礎可能源自老祖宗偶然的發現、再經過代代口耳相傳而來，如果把它和刮痧、拔罐還有刀療歸為一類，好像也並無不妥——畢竟這些民俗療法自樹一格，很難列入正統的治療方法裡。

這種以觀察身體某部分，來偵測出全身器官哪裡有病症的方法，並不是那些「民俗療法」的專利，在西方醫學的發展史上，「舌頭」就曾經就被視為重要的指標，可以經由觀察它的外貌，診斷身體哪一部分有問題，倡議這個理論的醫師，就稱舌頭為「疾病帝國的地圖」(map of the empire of disease)。

藉由觀察舌頭變化作為疾病診斷的方法，在十八世紀開始建立學說，到十九世紀達到巔峰，二十世紀初才逐漸沒落。至於其成因，有歷史學家認為它與十八世紀開始流行起的「同情學說」(doctrine of the sympathy) 有關，在這之前的醫師是不會主動觸摸或觀察病患，而是僅憑病患的主訴，還有尿液在特殊容器「matula」裡的樣子，就可以診斷病患並投下藥方（詳見本書〈液體黃金〉一文）。

「同情學說」的興起，讓醫師懂得要與病患同喜同悲，要能感同身受，於是醫師終於跨出碰觸病人的一大步，雖然只是瞧瞧病人的舌頭模樣，卻已經和之前與病患「授受不親」的觀念相差很多了。

首先是在英國的外科醫師約翰．阿伯內西 (John Abernethy) 及布魯塞斯 (Broussais) 兩人倡議，認為舌頭的形狀、顏色的變化與疾病的關係密不可分，尤其推論它和消化道的病症有一定的關聯，不過還無法成一家之言。直到一八四四年，外科醫師班傑明．里奇 (Benjamin Ridge) 經過多年的觀察，在英國蓋氏醫院的醫師研討會中，發表他的名著《舌頭學》(*Glossology*)。

里奇不只認為舌頭可以透露疾病癥候，而且其部位還對應身體的器官，例如，舌頭的尖端代表著腸子的健康，邊緣反映的是腦袋的狀況，而它的側邊可以得知腎臟的情形，至於整個舌頭的形狀改變則可以監測心臟的功能。

里奇的學說影響了一百多年的醫學界，很多人根據他的論述診斷疾病，更有人將它發揚光大，把病患舌頭上覆蓋物顏色、厚薄的改變，當做病患預後的參考。例如，病患舌頭表面有點狀覆蓋物，代表是病況的早期；若病人生病過久，可能「藥石罔效」時，他的舌頭便會覆蓋一層厚厚的、類似皮毛的物質。

由於實證醫學的進步，這種觀察舌頭就可以得知身體疾病的學問已被淘汰，排除在正統的「理學檢查」(physical examination) 門外，只能當做是歷史故事般，成為茶餘飯後的趣談罷了。

「舌頭學」和「腳底按摩」是否殊途同歸呢？我不敢評論。不過，我想兩者最大的不同，是沒有人會用「拉扯舌頭」來作為養生保健的方法吧！

假牙的材料
——你願意拿死人的牙齒來當假牙嗎？

最近因為蛀牙，接受臼齒的根管治療，在整個療程接近尾聲時，牙醫師給了我一張選單，要我選擇材質作為之後的牙套。貼心的他將不同的瓷牙與合金的混合材質列表，標出了非常淺顯易懂的代號，價格也彷若「國產車」到「保時捷跑車」的等級差異，洋洋灑灑共有六個等級，即使不懂材質的不同有何差別，但看到對應的價錢也就心知肚明。

看到這樣的價目表，確實心中感觸良多。要知道合金能被使用到假牙上，也不過是最近幾十年的事，在此之前，牙醫師對於蛀牙的處置大都只能拔掉，而且沒有多少材料可以替代失去的牙齒。

根據歷史學家考據，人類的第一顆假牙大概是出現在將近六千年前的美洲。從墨西哥出土的墓穴裡，發現有人利用了動物的牙齒作為缺牙的替代物，從其形狀判斷，大抵和狼脫不了關係。

別以為這只是美洲人的特例，在這之後的古埃及和羅馬帝國時代，動物的牙齒一直是人類作為假牙常見的考量，而且當時的人（姑且稱為牙醫師吧）也懂得利用人體對其反應較小的貴金屬，諸如金線或銀線，將上述的假牙綁在其他健康的牙齒作為固定。

或許是動物的牙齒不夠好看，比較不自然，加上歐洲在文藝復興之後，對於人體的禁忌放寬（當時教皇已允許可以解剖罪犯的遺體作為教學之用），因此腦筋動得快的人開始把死人的牙齒拿來作為活人的假牙，而且一直風行了好幾百年。這段時期的歐洲盜墓橫行，將新鮮的屍體賣給外科醫師做解剖教學之用，而拔掉這些屍體身上的牙齒，就變成這些盜墓者外快的來源。

但畢竟有做假牙需求的人太多了，上述那種利用盜屍得到人類牙齒的來源太不穩定，於是戰場上壯烈成仁的阿兵哥，便成為被覬覦的對象。最有名的莫過於十九世紀的滑鐵盧戰役，橫屍遍野的士兵便成為假牙的重要的來源——可笑的是，因為士兵們是英勇戰死於沙場，所以做假牙的人便把這種牙齒賦予意義，創造了一個名詞叫「滑鐵盧牙齒」(Waterloo teeth)，風尚所及，戴上它的人無不有種驕傲的感覺。

這也無怪乎在美國內戰時期，很多陣亡士兵的牙齒都被拔光光，整理乾淨之後，一批批送往歐洲當做假牙來使用，相信也是和上述的「滑鐵盧牙齒」有異曲同工之妙。還好到了後來發明了瓷牙，再加上之後如硬橡膠等許多材料的發明，拿死人的牙齒做假牙的方式才逐漸褪了流行。不只是材料改變，假牙製作方法的改進，也讓病患感到更加舒服，不然其後果可是相當慘烈。例如，美國國父華盛頓（George Washington）在第二次就職演說時，就是因為牙醫師技術拙劣讓他受盡折磨，所以他的演說只說了一三五個字，短短九十秒鐘就停止了——他的口腔因假牙的不當而導致變形，不只吃飯，連發音都受影響（如圖）。

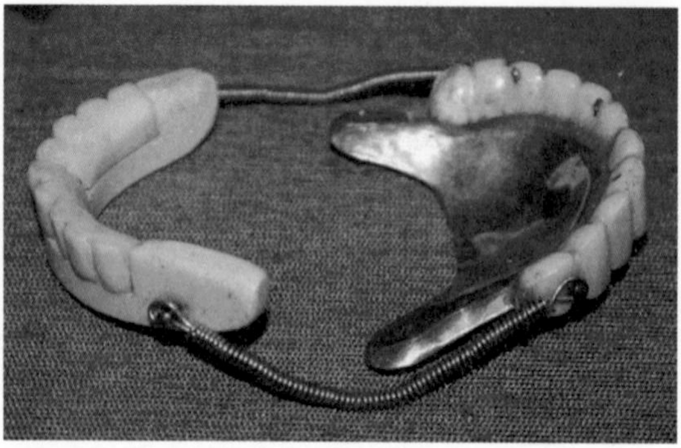

圖片出處｜http://drnealblog.blogspot.tw/2011/09/interesting-facts-in-history-of.html

希望上述的故事，不會讓戴有假牙的人覺得掃興，畢竟醫學的變化與時俱進，若對歷史的過去感到害怕或厭惡，可就會落入王羲之所說的那種「後之視今，亦猶今之視昔」的感慨。

總統殺手
——每位醫師都想用手指去挖出卡在總統身體內的子彈？

某位媒體界名人被戲稱為「主席殺手」，凡是政黨的主席和她傳出緋聞，從此之後他們的政治生涯便會一蹶不振。

每次在報章雜誌上看到這個綽號，總讓我有些不悅，因為想出這種綽號的人，是「男性沙文主義」作祟。男歡女愛乃人之常情，把女人視為是給男人「帶塞」的掃把星，是極度不公平，而且幼稚的。更何況政治人物的生命，並不是以和什麼「女人」交往為評斷，而是看他對當時的社會國家做了什麼貢獻。爆出了緋聞固然應該感到歉意，但只有未經大腦思考的人才會將罪歸給緋聞對象，以求娛樂大眾，模糊焦點。

既然提起了「主席殺手」一詞，我在此更想談談「總統殺手」這個有趣的話題。你可能不知道很多美國總統的「死亡」，並不是如同前面的政治人物一樣，和女色有所關聯，反而是因為醫師不當而且無知的介入，讓這些權傾一時的政治家進了「枉死城」。

一七九九年十二月十三日，第一任美國總統喬治·華盛頓感到喉嚨痛，他起先並不在意，不料在隔日清晨，開始覺得呼吸不順。於是三位當時在美國國內德高望重的醫師，先後被召喚到總統的床邊。

率先抵達的第一位醫師，看了華盛頓的病況之後，就替他先放了二十盎司（大約五九一ＣＣ）的血。但沒有多久，他覺得似乎血放得不夠，於是再追加放了四十盎司（大約一一八二ＣＣ）的血。

第二位醫師也來探視總統。由於接受前兩次放血的華盛頓情況沒有好轉，於是在第二位醫師建議之下，華盛頓又被放了三十二盎司（約九四六ＣＣ）的鮮血。

最後三位名醫終於到齊，從華盛頓發病開始的十小時內，他們一共替華盛頓放了四夸脫 (quart) 的血，換算成公制，大概將近三．八公升，超過人體內總血量的一半。雖然不能證明上述的放血一定會讓華盛頓命喪當下，但是這樣的失血量所造成的休克，絕對是「壓垮駱駝的最後一根稻草」。

另一個美國總統詹姆士．加菲爾德 (James Garfield) 的死法也是慘不忍睹，而罪魁禍首是當時幾位赫赫有名的外科醫師。

在一八八一年七月二日，加菲爾德在準備去演講的途中，不幸被人開槍伏擊，其中一發子彈穿過他的手臂，而另一發擊中背部且不幸留在其身體內，事後有將近十位醫師被召喚去檢視他的病情。

湯森 (Townsend) 醫師首先「發難」，用他未經消毒的手指，直接想從傷口掏出子彈，結果未能成功。而另一位隨後趕到的名醫畢利斯 (Bliss) 知道湯森的作為後，改用一支未經消毒的小管子繼續「挖掘」，雖然身旁有美國第一位黑人御醫珀維斯 (Purvis) 勸阻，但是畢利斯卻不為所動，繼續努力他的工作。

由於前面的醫治徒勞無功，最後加菲爾德被送回白宮，御醫團隊的外科醫師頭子威爾斯 (Wales) 及另一位醫師伍德瓦德 (Woodward) 繼續畢利斯的努力，也想辦法輪流用手指挖出總統身上的子彈，但依然難竟全功。

有一位不知名的外科醫師知道了這件事，發了緊急電報給總統的妻子，告訴她這種無厘頭亂搞會造成總統的人身傷害，但沒有被接受。

可想而知加菲爾德最後不可避免死於傷口感染，死後的驗屍報告發現，除了子彈造成的「通道」外，外科醫師的「手指」也貢獻了不小的空腔！

兩則故事今日看起來很離奇，但是在那個不知抗生素為何物、覺得消毒是多事的年代，兩位總統是死得其所而已！所以我說，「總統殺手」的醫師們，可比被媒體塑造成「主席殺手」的溫柔鄉厲害得多了！

紫河車與國王的滴劑

——用死人的頭蓋骨、屍體的脂肪、人血，可治療憂鬱症、痛風，增加活力？

相信很多人都聽過「紫河車」，它其實是人類的胎盤。剛分娩時，從產婦身上排出，原本是呈現紅色，在靜置一段時間血液凝結後，看起來就成了紫色。

但為何有「紫河車」之名？這是來自道家的思想。它在中醫的藥方本來叫做「胞衣」，取其「包人如衣」之意，但為了隱晦是人類的胎盤，才取名「紫河車」——因為道家理論中，修練而成的玉液，顏色為紫，服之可以長生，胎盤正好也是紫色；而「河車」一說指「北方的正氣」，「胚胎將兆，九九數足」，可乘而載之，所以將「人類的胎盤」稱做「紫河車」——真是佩服想出這個名字的中醫師。

中醫很早就將「紫河車」作為藥方，認為它性味甘、鹹、溫，入肺、心、腎經，有補腎益精、益氣養血之功。尤其在「胎盤素」風行，將它作為美容聖品之後，現代醫學將「紫河車」拿來研究，發現它富含蛋白質、鈣、免疫因子、女性激素、助孕酮……等等，可以治療子宮發育不全、子宮肌炎，甚至對於肺結核、支氣管哮喘、肝硬化造成的腹水有一定的療效。

雖然醫學研究發現「紫河車」有如此的功能，但畢竟「君子不食同類」，而且它的來源無法保證安全，服用它而得到經由血液傳染之疾病的疑慮甚高，所以目前僅止於小範圍的研究。

看到這種將人身上的東西入藥，或許會讓你覺得中國醫學很野蠻，較西方醫學落後，但如果攤開西方藥理學的發展，「紫河車」還只是小兒科，底下有一帖御用的「國王的滴劑」(king's drop)，光聽就令人毛骨悚然。

「國王的滴劑」是因為使用者為十七世紀的英格蘭國王查理二世 (Charles II) 而得名，其中最重要的成分是死人的頭蓋骨，這是一種用酒精萃取的酊劑，據說可以治療憂鬱的症狀。

如果你以為這是查理二世的御醫心理變態的話，那是錯誤的偏見。在當時，甚至更早之前，將人體某些部分入藥，可說是一種風尚，對其神奇的功效深信不疑；而且這種風尚，自文藝復興之後，在十六、七世紀達到巔峰，從王公貴族到販夫走卒所使用的藥方裡，不難發現醫師可是費盡心機加入一些死人身上的成分，以提升其治療效果。底下還有兩帖藥劑可是相當有名。

第一劑處方叫「usnea」。它是一種粉劑，來源很簡單，就是從死人頭蓋骨長出的地衣，屬於真菌和藻類的共生體，它有好幾個俗稱，如 old man's beards（老人的鬍子）、tree's dandruff（樹的頭皮屑）及 woman's long hair（女人的長髮）。這種粉末是治療流鼻血與癲癇的聖品，可以直接噴到流血的鼻腔，或是泡在飲品裡服用，似乎有些像臺灣民間流傳的「棺菇」。

第二劑是來自死人身上的脂肪。這可是德國醫師的最愛，除了可以將它抹在包紮傷口的繃帶上以促進傷口癒合外，更可以直接拿它在痛風發作的地方磨呀磨，據說可以減輕發作部位的疼痛，甚至治癒痛風。

聽到這幾味處方，相信已經夠令人作嘔了，但是文獻裡還記載著混著人血的巧克力——以及其它可怕的東西，因為牽連甚廣，所以在此不再多說，以免壞了讀者的胃口。

西方人這種吃人身上的東西作為「入藥」的想法，根據歷史學者路易士·諾貝爾 (Louis Noble) 的研究指出，這並非是中古世紀的產物，其實早在古羅馬帝國時代，就開始有了這樣的傳統。例如，在競技場被殺死的角鬥士，其身上流出的鮮血就是令羅馬人垂涎的飲品，而且還是愈年輕的愈好——當時迷信喝了血之後，會增加自己身上的活力。

路易士·諾貝爾更指出，這種類似「吃人族」的迷信認為，死人的組織所帶著的

「spirit」（姑且譯成「靈力」）非常具有療效，入藥服用便可助於吸收，並不會讓人覺得嘔心或者恐懼。

所以，達文西對於加入「死人組織」的藥方有如下的評論，相信一定會出乎大家的意料之外，因為他說：

「我們利用逝去的人來讓自己存活……，沒有生命的組織，如果在活人的胃裡再組合的話，它是會再次獲得生氣與活力的！」

沙士治百病

——可以治療梅毒、皮膚病、腫瘤、神經痛、消化不良的飲料，好喝嗎？

有一位注重養生的女同事，某日收到好友送給她的瓶裝飲料，正猶豫不決是要轉送或是喝掉之時，忽然在瓶身上看到了一個小綠人標誌，竟然像小孩子發現新奇的事物對我說道：「蘇醫師，怎麼這種『不健康』的飲料，竟然是國家掛保證的健康食品？」

她的驚奇觸動了我的神經，於是讓我也開始研究起眼前那瓶不起眼的飲料——它是某知名公司所出產的「茶花綠茶」，它的瓶身真的有衛生福利部認證的「健康食品」字號，同時還有一行字清楚寫道：「不易形成體脂肪，促進新陳代謝，調節生理機能。」

當下我很是訝異。因為我和那位女同事一樣，平時都視這些瓶裝的「添加」飲料為不健康的食品，對它們可以說是「敬謝不敏」。如今看到它身上竟然有著「國家認證」的標章，本想說它是「垃圾飲料」的這句話，也只好硬生生從嘴巴吞了回去。

不過以「好奇寶寶」自居的我卻覺得心有未甘，於是上網查證衛生福利部是否有這樣的認證標章，結果發現不只有這個標章，而且還認證了超過三百樣類似的產品。其中的產品琳瑯滿目，除了各式膠囊用以調理血脂外，連奶粉、口香糖都有這樣的認證，所以上述那瓶有「添加物」的飲料，會有健康食品認證的標章，也就不足為奇了。

女同事和我一起看到網路搜查的結果，兩人剛開始都有些不以為然，但是我細細思量之後，覺得其中似乎有些道理，經過我「合理」的解釋，她開始慢慢釋懷，雖然不見得改口去喝，卻也接受了國家這樣的做法。

衛生福利部所通過的這三百多項健康食品，有了「國家認證」背書，即使真有其所謂「益於健康」的功用，反而不會鋪天蓋地大肆廣告，浮濫地誇大產品的效能，廣告用語與篇幅大小都比較合理；倒是很多報章雜誌裡所看到的某些藝人聲嘶力竭介紹的產品，像是塑身、轉骨長高的食品等等，反而常常吹噓驚人的功效，簡直與仙丹無異——這些產品通常沒有「國家認證」，自然不需要潔身自愛。

往好處想，衛生福利部的認證，反而限縮「國家認證」的健康食品可以誇大的空間。由於上述飲料的靈感，我將自己珍藏的資料秀給那位女同事看，期待讓她有更大的驚奇，了解誇大不實的廣告和健康食品之間，其實從以前就有不解之緣。

我給她看了一張十九世紀健康飲料的海報（如圖），它的主角是「Ayer's Sarsaparilla」（艾爾的菝契飲品；sarsaparilla 即「菝契」，其根部可作為飲料添加物），同時也將它於一八六〇年七月十四日在《紐約時報》的廣告翻譯出來：

「它是來自 Para Sarsaparilla 的萃取物，加上其它有用的添加物，因此是許多疾病的解藥……，這樣的組合，已經在很多情況不好的病例中得到證實，它可以治療：梅毒、皮膚的疾患、腫瘤、神經痛、消化不良……」

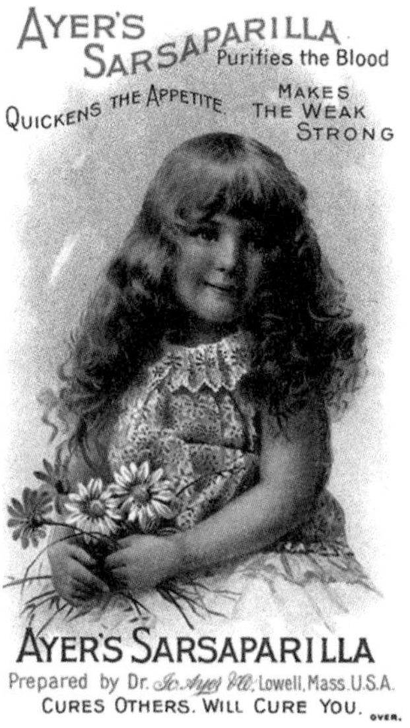
AYER'S SARSAPARILLA
Purifies the Blood
QUICKENS THE APPETITE.
MAKES THE WEAK STRONG
AYER'S SARSAPARILLA
Prepared by Dr. J.C. Ayer & Co. Lowell, Mass. U.S.A.
CURES OTHERS. WILL CURE YOU.
OVER.

圖片出處｜http://www.vintageadbrowser.com/medicine-ads-1890s

該飲料在廣告的吹噓中，幾乎被捧成是無所不能的萬靈丹 (cure-all)，大剌剌地舉證它神奇的功效，又有治療病患的證明——任何人看到這樣的廣告，我想一定會忍不住掏錢出來購買。

但是這種「菝契」的萃取物是什麼東西呢？說穿了，就只是一種植物根部萃取物，加上一些糖精做成的普通飲品。在它剛推出時，不過是美國酒吧中普通的飲料，談不上什麼療效。但是經過不肖商人重新包裝之後，利用廣告的力量，將它捧成有如「萬靈丹」的飲品。

我將這種「菝契」飲料的真面目，說給女同事聽時，她簡直笑到不能自已，如果各位有興趣，上網搜查有關「Ayer's Sarsaparilla」的資料，你會發現，在臺灣它叫「沙士」。很震驚吧？像這種類似江湖術士的廣告，充斥在十八、十九世紀的美國報紙上，於是逼得美國在一九〇六年成立一個政府部門，叫做「食品及藥品監督管理局」(Food and Drug Administration, FDA)，出面管理這種食品不當跨足藥品宣傳的行為，而這個部門也成為當今主宰全世界各種新式醫療商品上市的終極單位。

看了我舉的例子，你會覺得我們現在是處於科學昌明的時代，過得比較安全嗎？我們有類似ＦＤＡ的衛生福利部，對於誇大不實的食品廣告就比較有約束力嗎？關於上述的疑問，我是持否定的態度。根據衛生福利部統計的資料顯示，自二〇〇九年到二〇一四年為止，被該部舉發的違規食品廣告，共有八一七二件——相信還有為數更多的產品，只是沒有人告發而不在統計之列。

看來只要人類追求「健康」與「長壽」的野心不變，相信上述的故事，仍會前仆後繼在我們的周遭發生——希望天主保佑大家的安全。

食物密碼
——吃腦補腦，吃肝補肝，吃啥補啥，以形補形，有科學根據嗎？

大兒子在四、五歲的時候，因為反覆的呼吸困難發作，不幸被診斷為「氣喘」，不只如此，疾病更在他的右下肺葉留下了一塊白白的印記，也造成他在讀小學時容易感冒、咳嗽。

不忍兒子每次發作需要服用很多藥物、甚至使用類固醇治療，老婆大人開始四處找朋友提供意見，希望能有人提供「另類」的療法，讓兒子脫離痛苦，甚至能夠痊癒。

於是有位好朋友向我們建議給兒子喝「五行蔬菜湯」。

這「五行蔬菜湯」是日本細胞學博士立石和所發明。他的父兄皆因為癌症而亡，他本人則是罹患胃癌轉移至肺部。所以他抓緊有效時間，號稱從一千五百種食物中，找出五種蔬菜來熬湯，希望能有效抑制癌症，為生命注入活力和元氣。

立石和博士的言論基礎是來自《黃帝內經》的理論，《黃帝內經》建議為了健康，就要吃五味、五香的食物，為的就是以五色、五行（金、木、水、火、土）分別滋養五臟（肝、心、脾、肺、腎）及五腑（膽、小腸、胃、大腸、膀胱）——不只五行合一，而且又有均衡營養之目的。因此，他選了蘿蔔葉（代表青）、胡蘿蔔（代表紅）、牛蒡（代表黃）、白蘿蔔（代表白）、香菇（代表黑），分別代表木、火、土、金、水等五行。

說也奇怪，兒子在乖乖喝了兩年的五行蔬菜湯之後，慢慢地氣喘發作的次數明顯變少，而且在後續的胸部X光追蹤發現，右下肺葉那塊浸潤也消失不見了。

如果你問我感想如何，我實在不敢妄下評論，畢竟單單靠五行蔬菜湯就治好小孩的病，說起來是有些偏頗，我和老婆大人在其他方面的努力也是功不可沒，例如，注意孩子保暖，帶他運動，還有不再讓他吃冰冷刺激氣管的食物，應該也有一定的功勞。

中醫師朋友和我聊起這件事，認為中醫在理論上是有些和西醫不一樣的地方。他認為西醫比較注重「單一有效」的治療成分，而中醫比較懂得「調和」，尤其像五行蔬菜湯這種方法，某些治療方法潛藏在「食物密碼」裡，是西醫所沒有的。

聽了他的解說，我不由一笑，立刻提出了反駁。

我贊同前者，說西醫比較追求「單一有效」的治療成分，但對於後者，認為只有中醫知道「食物」藏有某些「治療密碼」這件事，我是完全不能苟同，因為在古老的西醫理論裡，是有所謂的「形象學說」(doctrine of signatures)。

什麼叫做「形象學說」？那是流行了好幾百年的西方草藥學，其最基本、堅信不移的概念，是植基於宗教的理論上。古老的西醫普遍認為，神造的一切事物都有其獨特的形象特徵，所以若有些植物種類的外觀相似於人類身體器官「長相」的話，便可以利用它們來治療身體的疼痛。

最簡單的例子就是「核桃」的果實，它很像人腦的「形狀」，所以以前的人認為能用它來治療腦部疾患、甚至可以補腦。有趣的是，現在我們知道核桃有高含量的omega-3，它確實有降低三酸甘油脂，讓血管斑塊不易形成的好處；甚至有學者研究，omega-3 可以穩定情緒、降低憂鬱症的發生。

這是否和前面的五行蔬菜湯有巧合之處？

我覺得上述的結果，或許有些歪打正著，其他諸如：腰果可以治腎病，eyebright（小米草）可以治眼睛感染，都不脫「形象學說」，但限於篇幅，我無法一一提出駁斥，因為有太多長得像「人體器官形狀」的植物，並沒有治療該器官疾病的功能。

「形象學說」遠從古羅馬時代就存在了，十五世紀的醫師更擴大了上述假說，並廣泛運用在治療上。十六世紀的雅各·波爾米(Jakob Böhme)，是一位宗教狂熱者及理論家，寫了一本暢銷的著作「*Signatura Rerum*」（《萬物的形象意義》，或譯為《自然的簽名》），獲得很多醫藥典籍的尊崇及參考，一直風行到十九世紀——誰會在乎雅各·波爾米只是一位補鞋匠呢？尤其在那個「神意」凌駕「科學論證」的時代！

愛美不要命

——最有效的減肥藥竟是某種肥料？

每當看到藝人代言的減肥產品出狀況，尤其是減肥產品其中的成分涉及危害人體健康時，都會讓我想起英國女性莎拉·休士頓(Sarah Houston)過世的故事。

莎拉是二十三歲的大學生，就讀於英國里茲大學 (University of Leeds) 的醫學院，或許是課程太過繁重，根據她的心理醫生在她死後透露，莎拉必須求助於精神科藥物的輔助，以治療她的暴食症 (bulimia)。

雖說自己有醫療專業的背景，但是為了能夠減重，莎拉還是鋌而走險，竟然上網買了歐、美國家視為禁藥的 2,4-Dinitrophenol（2,4- 二硝基苯酚，下文簡稱ＤＮＰ）。最後因為服用過量，造成器官衰竭而香消玉殞。

你可能不知道什麼是ＤＮＰ，但是在歐、美減重的錦囊妙方裡，它始終是很多人「飲鴆止渴」的捷徑，惡名昭彰的ＤＮＰ是想要減肥的人快速達到目的所不可或缺的禁藥，即使已經有不少人因為服用它而命喪黃泉（光是期刊曾報告的就至少超過六十二個病例），不過由於它效果驚人，使得它自一九三〇年代問世以來，依然流行在需要「急速」瘦身的人群裡。既然ＤＮＰ是禁藥，那為何到現在還可以屹立不搖？談到這點，我們必須要從人類「減重藥」(anti-obesity medication) 的歷史談起。

在二十世紀初，流行於維多利亞時期「前凸後翹、玲瓏有致」的「沙漏形」(hourglass) 身材逐漸被纖細或是苗條的身材所取代，豐滿的體形慢慢被排除在「漂亮」的條件之外，因此各種減重的方式開始廣為流行，在運動、瑜珈等等健身的方法無法達到要求時，逼得醫師從藥物裡去想辦法達到輕鬆減重的目的。

只是當時的藥物製造技術並沒有像現在這般發達，醫師的選擇也少得可憐，所以「甲狀腺素」(thyroid hormones) 變成是第一代減肥藥物。它之所以雀屏中選，是由於醫師長年追蹤治療「甲狀腺功能低下」(hypothyroidism) 的病患，發現這樣的病患多屬水腫、活力不佳，但在服用了甲狀腺素之後，不只增加了代謝速率，人變得有精神，水腫情況也大幅改善——當然體重也減少了。

只是正常人在服用甲狀腺素後，常因為它的副作用——心悸、體溫高、失眠而無法持續下去，急需尋找替代品。因此一九三三年史丹福大學 (Stanford University) 於《美國醫學會雜誌》(*The Journal of the American Medical Association*) 裡才報告說發現ＤＮＰ在動物實驗中可以提高體內的代謝率與脂肪的燃燒後，它在隔年就被做成減重藥品上市。

ＤＮＰ是什麼東西？其實，人類對於它應該不陌生，早在十五世紀末，它就被合成出來。剛開始只是做染劑使用，之後便被應用於「木材防腐」、「抑制黴菌生長」等等，在第一次世界大戰時法國人還將它作為火藥的成分——很顯然地，它對人類身體有一定的毒性。

雖然，史丹福大學的團隊也知道ＤＮＰ有毒性，但是主持研究的助理教授坦特

(Tainter)從動物實驗中發現，若人類每天服用一百毫克，應該在安全的範圍之內。因此，聰明的藥商在醫學報告的支持下，火速將DNP拱成是減肥的聖品。

和動物實驗的效果一樣，人類服用DNP之後不只能減重，連身體的脂肪也變少了，於是一傳十、十傳百，人們爭相購買DNP成分的減重膠囊。在它問市隔年，整個美國一年就賣出了一二〇萬顆。

如同我前面所說，DNP是有毒物質，而且在一九三〇年代那個醫學研究還不夠嚴謹的情況下，史丹福研究團隊顯然低估了它在人類身上所能發揮出的毒性。不到五年的時間，白內障、致命的高體溫、急性肝腎衰竭等病例層出不窮，所以在美國食品及藥品監督管理局的施壓下，DNP完全退出美國市場，轉而流竄於世界各地，當然隨後也被各國發布禁令，不許使用在人體上。

有趣的是，DNP有增高體溫的功能，據說前蘇聯政權軍隊的極地訓練裡，在低溫環境所攜帶的急救包中就有DNP膠囊在裡面，用以拯救那些陷於失溫危險的士兵。

DNP雖然被世界各國明令禁止，但是它的影響力至今仍是有如「打不死的蟑螂」一般，存在每個想要「迅速達成」減重效果的人們心中，甚至也是很多健身教練不能說的祕密。相信你一定會覺得很奇怪，為何禁止使用的藥品至今還會有人製造？道理其實很簡單，只要能賺錢，殺頭的生意還是有人做，而目前DNP並非完全以藥品的面貌出現在各網路商店中：如果你以「2,4-Dinitrophenol」的關鍵字加以搜尋，明目張膽的會以「減肥」、「身體塑造」包裝的商品販賣，而低調一些的，就隱身在肥料（fertilizer）的歸類中，絲毫不會受到禁令影響——它可是肥料中不可或缺的成分。

看完DNP的故事，想必你對於人類為了減肥而「冒險犯難」的精神十分佩服，許多人在「減重戰爭」裡，即使犧牲生命也再所不惜。我想，只要「slim」存在人類審美觀的一天，類似的故事就會持續上演，畢竟有太多人是「不見棺材不掉淚」啊！

誇大不實的醫療廣告

——有一種療法可以治療陽痿與不孕，還同時讓你長時間不吃不喝？

常跟著家人觀賞鑑價節目，看見主持人帶著專家在觀眾面前，口沫橫飛地判斷來賓所購買的物品價值，對於其中所呈現的專業或者是寶物，我本人沒有太大的興趣，但卻注意到當專家安慰某些「冤大頭」的來賓時，都會談到那些騙人的店家用來引誘民眾購買的慣用技倆——故事與宣傳，其實就是一種光鮮亮麗的「包裝」。

民眾會掏出比市價還貴許多的錢，去買一件不起眼的物品，是因為推銷的人都會先假託一段故事來強調物件的特殊性，然後再配合某些宣傳伎倆，才使得人掉進陷阱而不自知，做出悔不當初的決定。

上述的場景，讓我想起了十八世紀在英國有一位治療陽痿與不孕的江湖郎中，他就是利用同樣的手法搏取大眾的信任與喜好，開啟了一段傳奇的電療事業。

故事的主角叫做詹姆士．格雷厄姆 (James Graham)，一七四五年出生於蘇格蘭，是馬具商之子，曾經在愛丁堡就讀醫學院，可惜沒有畢業。儘管如此，他日後還是以格雷厄姆醫師自居。

在格雷厄姆二十幾歲時，他隻身前往美國遊歷，最初標榜自己是眼科醫師，不過一切在遇到美國開國元勳班傑明．富蘭克林 (Benjamin Franklin) 之後，就完全改觀了。當時，由於人們剛懂得如何儲存電力，因此有關電學的研究正蓬勃發展，富蘭克林在美國是研究電的先驅，而看過他相關實驗的格雷厄姆，覺得可以利用「電」作為治療的手段，好好撈上一筆。

回到英國之後的格雷厄姆，在索美塞特 (Somerset) 的巴斯 (Bath) 開始了他的電氣治療事業。他宣稱藉由電的幫助可以治療很多病症，當時著名的歷史學家凱薩琳・麥考莉(Catharine Macaulay)也是座上賓。不過這件事卻是以他二十一歲的弟弟威廉(William)被麥考莉引誘結婚的醜聞而結尾（當時威廉的歲數不及麥考莉一半）。

累積了電療的經驗之後，在一七八〇年五月，格雷厄姆在倫敦的精華地段開了一間「私人診所」——Temple of Health（健康的神廟），這間醫療場所，光是入場費就要二基尼(Guinea)金幣（折合現在的幣值大約是二七〇英磅）。室內裝潢華麗不說，空氣裡瀰漫著沁人心肺的香氣，還有著柔和悅耳的音樂伴奏，在這裡除了可以聽到格雷厄姆發表醫學演講外，更可以買到「婚姻指南」的書藉，以及各式各樣有關的醫療用品，像是和神祇一樣能呼吸通電的空氣「電療乙太」(electrical aether)，還有宣稱具有療效的「電療香脂」。

更好玩的是，格雷厄姆還雇用了一位年輕女貌美的女子艾瑪・里昂（Emma Lyon），穿著暴露的衣裳在顧客面前搔首弄姿，扮成女神赫柏（Hebe，在希臘代表的是掌管青春的女神），作為他的醫療行為的完美見證。

里昂最後嫁給了威廉・漢米爾頓(William Hamilton)爵士，私底下更成為上議員尼爾森(Nelson)的情人。

不過在這間「健康神廟」裡格雷厄姆還有一項法寶，就是「Celestial Bed」（神聖的床，或稱天國的床）。據格雷厄姆宣稱，夫妻睡在這床一晚，不僅能治好丈夫的陽痿，而且可以讓妻子懷孕。可是睡上一晚的要價不菲，需要付出五十英磅（以當今的幣值計算，大概要六千四百英磅）。

這張神聖之床有什麼特別之處呢？除了前述的音樂、香水之外，在床的上端有一面大鏡子映照著，而在精心布置的被單、床架之下，還有著通電的迴路，希望給予躺在床上的夫妻有更多的活力與執行力。

可能是賺得多、花得也凶，負債累累的格雷厄姆在四年後回到愛丁堡，只是他這次不再販賣通電的床，而是利用通電過的泥巴作為醫療商品，鼓吹人們只要泡在這種泥巴裡，不用靠任何食物，只要幾滴水就可活過兩星期。

格雷厄姆牛皮吹得很大，可是始終沒有被人戳破。他之後是因為鼓吹新的教派「新耶路撒冷教會」而被捕，據記載他曾經脫光自己的衣服在街上遊走，只是為了將這些衣服分送給窮人，最後因此被逮捕受審，沒有多久就一命嗚呼了。

看了格雷厄姆的故事，是否會讓你覺得其實醫療也和世俗的商品一樣，都需要相當的包裝與宣傳呢？不然也不會有那麼多「自費醫療」存在於坊間的診所裡——我沒有說那些是騙術，只是在精彩的「故事」宣傳之下，真的會讓人不知不覺掏出錢來，接受那些被包裝過的治療啊！

你現在知道了要小心那些誇大效果的醫療方法，那麼你或許還會好奇，坊間人人用過的藥品有沒有可能只是黑心商品？

話說小時候最期待父母親在每個星期特定的晚上，帶著我去逛「商展」（臺語），在那裡有吃有喝，可以消磨晚上無聊的時光。對於沒有像今日有這麼多「娛樂」可以選擇的當時人們來說，逛「商展」也算是一種時髦的活動。

其實「商展」不是特別的東西，說白一點，就是「臨時的流動夜市」，攤販們在每個地方都有特定的聚集時間，並不像今日的「夜市」有固定的地點甚至每天都營業。他們巡迴於各個鄉鎮之間，不只可以降低場地租金成本，也可以保證有人潮聚集，唯一的不方便是居無定所，有那麼一點「顛沛流離」的味道。

在商展裡吃吃喝喝，是令人喜歡的事，但還有其他的生意，也會引發我的興趣。撇開小孩喜歡的遊樂器、彈珠檯不算，有一種攤販特別吸引人，就是賣蛇肉湯的攤子，攤前的表演雖然很殘忍，但我喜歡去看，可能是「外科性格」在小時候就扎根了。

在早期那個沒有《野生動物保育法》的時代，商展裡是允許「殺蛇」的表演。通常蛇肉攤前都會擺放一籠一籠的「蛇」，而老闆一定是「殺蛇」的高手，他會用下列這樣的表演招攬顧客，以增加收入。

要被宰殺的蛇都吊在桿子上，蛇頭被強力的鐵夾固定住而無法亂竄，但牠們的身體還是可以扭動。老闆通常手腳十分俐落，兩三下就可以將牠們剝皮剔骨，但過程不會如此簡單結束，通常會順帶介紹蛇以及牠的相關產品，並販售蛇鞭酒、蛇油等，所以「殺蛇」不純是表演，還是吸引人潮的手段。

表演最後的高潮，一定是老闆俐落地用盛有高粱酒或米酒的杯子接下所放出的蛇血，然後當場就開始叫賣，尤其更血腥的是，會將蛇膽一併泡在上述的杯子裡待價而沽，通常沒有多久就會搶購一空。

你可能受不了傳統這種「吃形補形」的文化，對於那些喜歡吃動物活生生的器官進補的人們感到噁心，又或者認為我們比較不文明，誇大了此類食品的功能與療效，因而殘害無辜的生物。但我們真的如此野蠻嗎？讓有們來看看底下一則有趣的故事。

十九世紀末，有一種充滿神祕色彩的蛇油製品，曾經在美國市場上風行好一陣子。話說在一八九三年，克拉克．史丹利（Clark Stanley）結束了十二年的牛仔生涯，在一位波士頓藥商的協助下，開發了一項產品——「蛇油擦劑」（如圖）。據說這是他在亞利桑那的沙漠，向印地安霍皮族 (Hopi) 花了兩年學來的藥方。

克拉克·史丹利的蛇油製品原料號稱是從響尾蛇身上得來，而且他還向美國政府申請藥品專利，標榜它可以治療很多疾病：風溼症、牙痛、動物咬傷、坐骨神經痛，簡直是難得的靈丹妙藥；而且他在替產品宣傳的時候，也會和前述我說的「商展」老闆一樣，在眾人面前宰殺響尾蛇，並加以精心安排解說，證明其蛇油是依照印地安人的土法製成。

風行了一段時間之後，這種「蛇油萬靈丹」在一九一六年就宣告壽終正寢了。因為美國政府接到密報，指控克拉克·史丹利的蛇油製品根本是假貨，它的成分完全與其外包裝所說無關。最後化驗的結果證明，所謂的蛇油只是一些香料和礦物油的組合。

上述的故事是不是似曾相識？它和經過臺灣衛生單位檢查所爆發的「羊肉爐沒有羊、薑母鴨沒有鴨」的黑心商品，是不是有異曲同工之妙？事實證明，無良商人每個世代都有，雖然騙人的手段有所修正與改善，但以迷惑人心的包裝做廣告，一直是沒有改變的「不二法門」。

由此看來，那些我小時候看到的商展裡的「宰蛇 live 秀」，老闆所賣的東西還比較「真材實料」一些。

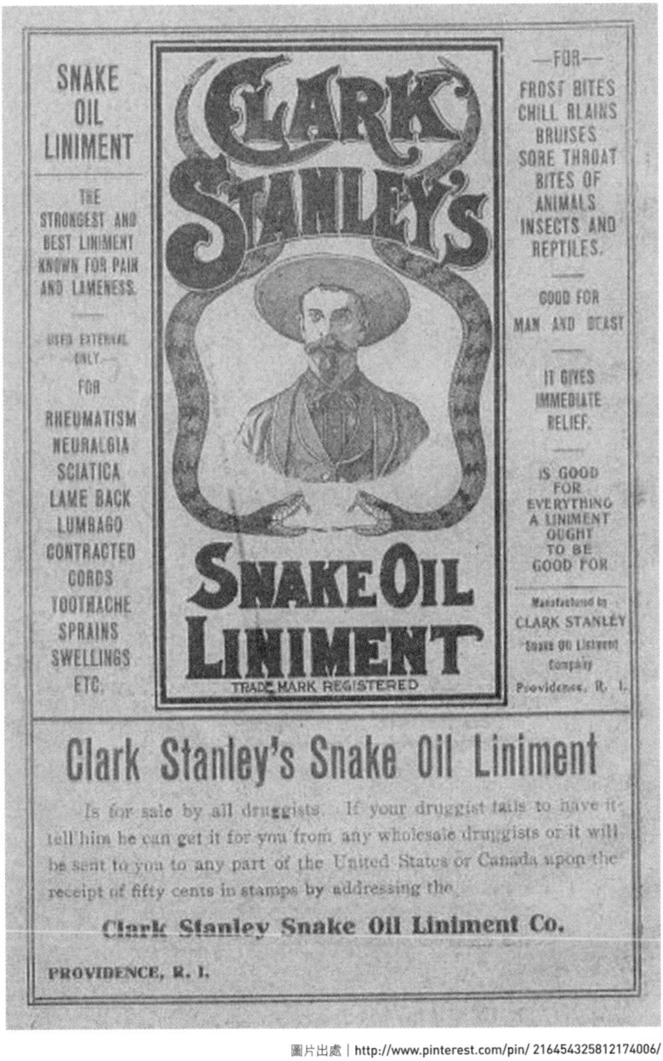
SNAKE OIL LINIMENT
THE STRONGEST AND BEST LINIMENT KNOWN FOR PAIN AND LAMENESS.
USED EXTERNAL ONLY.
FOR
RHEUMATISM
NEURALGIA
SCIATICA
LAME BACK
LUMBAGO
CONTRACTED CORDS
TOOTHACHE
SPRAINS
SWELLINGS
ETC.
CLARK STANLEY'S
SNAKE OIL LINIMENT
TRADE MARK REGISTERED
—FOR—
FROST BITES
CHILL BLAINS
BRUISES
SORE THROAT
BITES OF ANIMALS INSECTS AND REPTILES.
GOOD FOR MAN AND BEAST
IT GIVES IMMEDIATE RELIEF.
IS GOOD FOR EVERYTHING A LINIMENT OUGHT TO BE GOOD FOR
Manufactured by CLARK STANLEY Snake Oil Liniment Company Providence, R. I.
Clark Stanley's Snake Oil Liniment
Is for sale by all druggists. If your druggist fails to have it tell him he can get it for you from any wholesale druggists or it will be sent to you to any part of the United States or Canada upon the receipt of fifty cents in stamps by addressing the
Clark Stanley Snake Oil Liniment Co.
PROVIDENCE, R. I.

圖片出處｜http://www.pinterest.com/pin/216454325812174006/

第二單元——不為人知的歷史真相

隔離與避瘟所

——利用「隔離」措施遏止傳染病，是兩千年的老法子了。

伊波拉病毒肆虐非洲好幾個月之後，在世界衛生組織(WHO)及當地政府的合作之下，終於有了緩和的跡象。聯合國的官員在私下接受記者訪問時，並沒有什麼喜悅的顏色，只能坦白地表示尚沒有發明任何特效藥，也沒有特別的遏止方法，似乎只有那古老的「隔離」方法奏效，才使得伊波拉病毒傳染的局面獲得控制。

相信讀者對於「隔離」這方式並不陌生，從SARS到豬流感，每當有致命的流行病發生時，不容否認，這種將患病的人另外安置的手段，仍是阻止傳染病很重要的措施，即使該病已有了特效藥可以治療，「隔離」依然是防疫專家的最愛。

人類執行疾病「隔離」的歷史其實已經很久了，早在古羅馬帝國時代，查士丁尼一世(Justinian I)就已懂得將痲瘋病的患者隔離，避免有傳染給其他人的機會，而當今隔離「quarantine」一字，即起源自義大利威尼斯方言——quaranta giorni，亦即是「四十天」之意，而它就是在黑死病盛行的歐洲，官方遇上外來傳染病所應對的主要方式。

根據目前在克羅埃西亞共和國杜布羅夫尼克港(Dubrovnik)城的檔案紀錄，在大約一三七七年時，當時規定任何入港的船隻必須在鄰近特定的小島先待上三十天（即trentine），以確定船上的人是否染有黑死病，而後來又將期限延至四十天。

上述的做法是不得不為的手段，根據中古時代歐洲的文獻，黑死病就奪走了三〇％的人口。所以將任何可能引起瘟疫的人隔絕在外，是很重要的自保手段，因此在接下來的「梅毒」與「黃熱病」盛行的時候，自然而然隔離也不可避免。

不過隔離的方法並非西方人的創見。中國人在先秦時代，就已經開始類似的方法，當時就曾經把患有痲瘋的病人隔絕起來；到了東漢以後，史書上正式記載著隔離病人的方法，顯示執政者已了解到防止傳染病的重要性。例如，《漢書．平帝紀》就記錄元始二年（西元二年）：

「大旱，蝗。民疾疫者，舍空邸第，為置醫藥。」

而到了南北朝時期，隔離已成為制度。蕭齊時，太子長懋等人曾設立了專門隔離病人的機構——「六疾館」；之後唐、宋兩朝有以「安樂坊」、「安濟坊」為名而成立之處所，大抵也是同樣的功能。

只是在檢閱明、清之間的隔離歷史時，我看到了歷史學者張嘉風在牛津大學的期刊裡談到滿人與天花的關係，其隔離的概念雖不甚相同，但成功地在滿人與明朝對抗的過程中，保護了政權的穩固與對抗的優勢。

從努爾哈赤處心積慮南下攻伐大明王朝開始，「天花」一直是滿人入侵中國很大的障礙。原來他們世居長城以北，天花沒有大流行的機會，直到改變游牧的生活，並且南下和明朝軍隊接觸之後，天花才變成是必須克服的難題。

和處在長城以南的漢人相比，滿洲人罹患「天花」的族群幾乎都是成年人，使得致死率相當高。所以在一六二二年期間，部隊裡便成立收集「天花疫情」的單位，負責規劃讓部隊通過沒有天花肆虐的地區，以順利攻打明朝；而任命先鋒部隊會盡量挑選得過天花的人，沒有得過天花的軍人就以駐守城池為主。

最有趣的是，滿人的領導階層對於天花非常慎重。在一六四三年，皇太極的孫子巴蘭，也就是大貝勒代善之子，不幸於二十四歲時死於天花，結果他的葬禮冷冷清清，只有患過天花的皇子們參與，皇太極與代善都沒有出席。

有別於一般隔離的形式，滿洲人的領導階級設有特別的「避痘所」——就是當天花的疫情發生時，領導人就會躲到「避痘所」，以避免感染到天花。當然這類「避痘所」通常是獨立宅第，而且會有河水隔絕，是一般人到不了的禁地，如果讓疑似感染天花的官員進入，那負責保安的部隊指揮官可會倒大霉。

這種「避痘所」的形式，是將「健康的人」隔離在天花的疫區之外，和傳統隔離的方式，將「患病的人」集中管理剛好相反，此舉似乎對於當時的王公顯貴有保護作用。不過諷刺的是，清朝入關的第一位皇帝順治，雖然躲過京城九次的天花疫情，最後卻無法避免地死於天花，這也是歷經天花感染而存活下來的康熙，能夠當他的繼承人最重要的原因吧！

讀歷史而知興替，真的一點也不為過。

守靈與中途停屍間

——為死者守靈的目的之一，就是避免將活人誤葬。

據報載一位住在雲林古坑高齡九十五歲的老太太，因為多重器官衰竭而呈現彌留狀態，在醫師與家屬討論後，老太太被送回家中，等待她嚥下最後一口氣。老太太平日喜歡聽《藥師佛經》，所以在經過了一天仍未完全斷氣的情況下，親友建議播放《藥師佛經》給老太太聽，結果不到五分鐘，她竟然甦醒過來，沒有多久又拍手、又合掌跟著唸經，甚至在一星期後可以招呼客人，令所有親人又驚又喜，再帶回醫院治療。

聽到這樣的故事，你一定會聯想到古老的習俗——「守靈」。事實上守靈不只是代表後代子孫對於長輩的依依不捨，更充滿了老祖宗的智慧。它的目的或許一開始是因為長輩辭世，晚輩深怕亡者可能孤單，所以延續生前「晨昏定省」的習慣，在入殮等待出殯前，排班守在靈帷內，夜晚更在靈柩旁鋪席而眠，藉以緬懷昔日「生育鞠養」之情，在最後一段時間相依為伴。

但守靈的習俗如果從醫學的角度去想，則又有另一種風貌。古代並沒有精密的「生命徵象」監測儀器，所以那些氣息微弱到無法讓旁人感受到生命徵象的病患，很可能在沒有「真正死亡」的情況下，被裝入棺木中「入殮」了，若是在下葬前「復活」，還可以拍打棺木求救。或許這守靈習俗的形成，為的就是避免可能將活人埋葬。

即使科學昌明的今日，死亡的判斷已可藉由精密的儀器幫助，但仍然有一些「漏網之魚」存在。二〇一〇年在大陸湖北宣恩，就有一位年屆六旬的婦女被醫師宣告死亡，結果她在入殮後十六個小時，從棺木內發出聲音呼救，嚇得守靈的子女開棺救人。

西方的世界雖然沒有守靈的習俗，不過他們確實也曾注意過垂死之人沒有真正死亡而將其下葬的可能。第一位被提到的知名人物是十四世紀蘇格蘭三大哲人之一的鄧斯·

司各特 (John Duns Scotus)。據記載，他的墓被重新開挖過後，竟然發現他的雙手伸出棺木外，而且滿是傷痕。

對於上述的情形，英文裡有個特別的名稱叫「premature burial」（過早的埋葬）。不過由於西方世界沒有守靈的習俗，所以大部分的狀況都是多年後打開墓地，才發現葬在裡面的人壽衣被撕破，身形扭曲改變，而非之前安詳躺在棺木中的樣子。

儘管知道可能將人「活埋」，但人們卻沒有很好的對策，直到十八世紀中，法國人尚賈克・布呂耶 (Jean-Jacques Bruhier) 寫了一本《論死亡判定的不確定性》(*Dissertation sur l'incertitude des signes de la mort*)，才慢慢影響了有些人對於「死亡後到下葬前」的作為。

尚賈克・布呂耶的觀點是承襲了當時荷蘭著名的解剖外科醫師雅各・溫斯洛 (Jacob B. Winslow) 的倡議。他認為判斷「死亡」很困難，不是「將胡椒粉噴入鼻孔」、「將通紅的鐵條插入肛門」或者是「用刀片劃破腳掌」等都沒有反應的人就可以宣告死亡，應該要如雅各・溫斯洛所說，只有身體開始「腐敗」，才能確認死亡的診斷。因此必須成立「waiting morgues」（中途停屍間）的地方存放遺體，等待其衰敗後，才考慮「入土為安」，以免有悲劇發生。

尚賈克・布呂耶的論點並沒有影響到任何法國人，卻在出版將近半個世紀之後，在

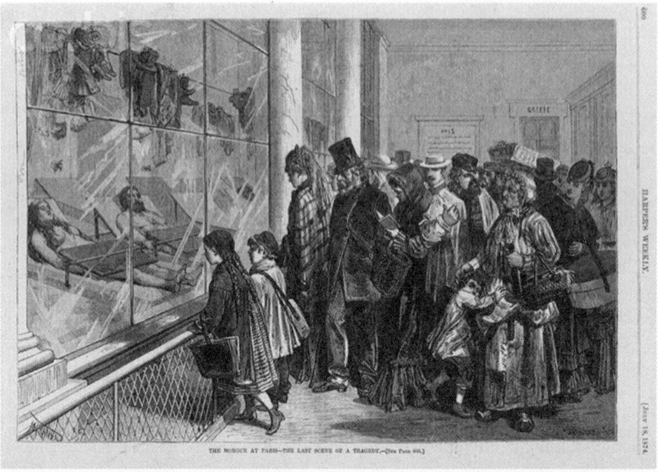
HARPER'S WEEKLY.
THE MORGUE AT PARIS—THE LAST SCENE OF A TRAGEDY.

十九世紀巴黎開放給大眾觀看的臨時停屍間。
圖片出處｜http://www.orderofthegooddeath.com/deathly-doodle-morgue#.VHKSeShJ9QQ

一七九〇年代的德國威瑪 (Weimar Republic) 找到知音，在幾位頗具影響力的醫師鼓吹下，開始成立了「waiting morgues」，安放著「暫時」被宣布為死亡的人。在那裡不只有看守人輪班，遺體的手指或腳趾還被套上線圈，尾端連著鈴鐺，以便有人復活時可以在第一時間通知看守人；更貼心的是，現場貯存有食物及飲水（甚至雪茄），提供給「死而復活」的人即時需要。

當時的醫界並沒有跟進鼓勵成立「waiting morgues」，但是知名的期刊，諸如《刺胳針》、《英國醫學期刊》(*British Medical Journal*)，都有人投稿大聲疾呼判定「真正死亡」的重要，避免「過早的埋葬」的悲劇一再發生。十九世紀巴黎的名醫瑞晶（Regent）更語出驚人寫道：

「三分之一，甚至可能是二分之一在床上『壽終正寢』的病人，在下葬時還活著。」

可想而知，「waiting morgues」在十九世紀初慢慢流行起來，在哥本哈根、柏林、倫敦、巴黎（如圖）、紐約……等地，都有類似的暫時停屍處所成立。不過風行不到幾十年之後就漸漸式微，原因很簡單，除了遺體在腐敗過程中，可能觸動警鈴引發虛驚外，腐爛的遺體還會增加下葬時處理的難度——更重要的是，鮮少有人死而復活。

感謝老太太彌留後重生的新聞，讓我比較了中、西方在病患入殮後、下葬前的不同作為，想一想還是我們「守靈」的習俗比較「慎終追遠」、「人性化」一些。

鴉片戰爭下的醫師陰影

——外科醫師出身的威廉．渣甸，可說是鴉片戰爭幕後的推手。

中、英鴉片戰爭是在一八三九年的九月爆發，兩方衝突的焦點，當然是因為鴉片背後龐大的商業利益。

在清廷這方面，由於在一七九六年宣示全面禁止鴉片進口，卻讓走私鴉片的英國東印度公司大發利市。原本英國在大量進口中國的絲綢與茶葉之後，龐大的貿易逆差讓他們憂心忡忡，結果鴉片生意竟在中國暢銷，大量銀元從中國外流，解決了英國人的擔心，避免出現通貨膨脹和國家經濟問題，但清朝卻因此國窮民困。

一八三八年道光皇帝決定正本清源，派了欽差大臣林則徐到廣州，賦予他消滅鴉片走私的含糊命令。認真行事的林則徐一到就任地立刻從中國人下手，先逮捕一千七百名走私鴉片的中國人，而且試圖說服以英國人為首的外國商人，用固定的價格把庫存鴉片換成茶葉。但所有的外商都拒絕了林則徐的要求，於是他派兵進入西方人的居住區，沒收了一千兩百多噸鴉片，將它們摻上了石灰和鹽，在城外銷毀。結果造成中、英雙方關係緊張，被趕出廣州城外的英國人在軍艦的幫忙下，以封鎖與禁運的手段對付廣州的港口，因此造成隔年九月中國水師與英國軍艦的衝突。

中、英雙方一開始都不願爆發全面戰爭，英國政府甚至在下議院受到在野黨的攻擊，認為不應用「直接支持鴉片生意」作為自由貿易的藉口。但最後這場戰爭為何全面開打？根據歷史學家研究，其實是和一位外科醫師威廉・渣甸 (William Jardine) 有相當關係——這也是為何我要在醫療史的回顧中，寫下這篇文章的重要原因。

如果你上網google渣甸，你會在英文版的維基百科中，發現在他的名字後括弧寫了「merchant」（商人）而非「surgeon」（外科醫師）。但他其實是在一八〇二年畢業於愛丁堡醫學院，並得到愛丁堡皇家外科學院(Royal College of Surgeons of Edinburgh)文憑的外科醫師，在離開學校的同年，他就獲得英國東印度公司的錄取，開始在海上服務的船醫生涯。威廉．渣甸在十五年後離開東印度公司，先是在小商行工作，結果在一八二〇年代，他遇到了蘇格蘭男爵詹姆士．馬地臣(James Matheson)，兩人成立了「渣甸洋行」(Jardine Matheson)，展開了近代史的一頁傳奇。

威廉．渣甸是強硬的談判高手，而馬地臣是出色的財務專家，兩人合作如魚得水，讓渣甸洋行慢慢成為獲利頗豐的公司，尤其在鴉片走私上，在一八三三年英國國會結束東印度公司對中、英貿易「專營權」之後，這家公司立刻填補了它的空缺。

威廉．渣甸由外科醫師變成商人，再成為勢力最大的毒販，而且他領導的醫療團隊還是不忘兩頭賺錢，為中國、為鴉片的受害者提供醫療服務。

中、英在一八三九年開戰之後，舉棋不定的英國政府讓在亞洲的英國商人甚為苦惱，於是這位有「鐵頭老鼠」(註)之稱的狡猾商人，帶著數百名在亞洲的英國商人簽名的請願書，回到英國遊說國會對中國發動戰爭。

或許是外科醫師邏輯思考的訓練，讓他準備了完整的計畫，一方面他提供給國會詳細的戰略地圖與策略，以及應有的保障與需要；另一方面，他在倫敦收買了幾個有影響力的作家和記者，把「貿易自由」保障商業的重要性捧上了天，宣傳小冊和文章多如雨下，將在中國經商的英國人說成是冒著坐牢死刑的危險，成功塑造他們向專制的政權發起挑戰的形象。

最後，英國主管外交事務的巴麥尊勳爵 (Lord Palmerston) 說服同僚和英國人相信，英國現在已是全球大國，實力足以逼著東方落後民族進化——威廉．渣甸的計畫完美而成功，最終使得中國開放通商口岸和割讓香港。

另外值得一提的是，一八四一年香港開埠之初，渣甸洋行即以五六五英鎊購入香港首塊出售的地皮。鴉片戰爭爆發後，渣甸洋行於一八四二年將總公司從廣州遷至香港，藉助怡和行在內地的名聲，並更名為「怡和洋行」。

一八七二年以後，怡和洋行放棄對華鴉片貿易。之後怡和的投資業務逐漸多元化，除了貿易外，還在中國大陸及香港投資興建鐵路、船塢、各式工廠、礦場，經營船務、銀行等各行業；一八七六年，怡和在上海興建了中國第一條鐵路吳淞鐵路，亦安裝了中國第一部電梯。

這也無怪乎怡和洋行至今仍穩固地挺立在世界貿易之中，版圖愈來愈大，事業體也愈來愈多，下次走過臺北街頭不妨多看看「東方文華酒店」幾眼——它也是怡和洋行的關係企業之一。

註：渣甸在廣州的俱樂部被圍觀者丟擲石頭擊中頭部，面不改色，所以被冠上「鐵頭老鼠」的綽號。

鳥人服

——不要覺得斗蓬、鳥嘴面罩很奇怪，那可是救命裝備。

因為自己是外科醫師的關係，錯過了很多與小孩相處的時光，經常是早上出門小孩還未起床，而回到家時他們已經就寢。所以在每個特殊的日子，諸如他們的生日、過年等等時間，都會盡量想辦法補償。尤其是萬聖節，總會帶他們去鄰居及好友家拜訪，大聲說出：「Trick or treat.」然後快樂地帶著各式各樣的糖果返家。

萬聖節是西洋版的鬼節，就好像是華人世界的中元節一樣。不過它的由來卻是眾說紛紜，有底下幾種版本可以供大家參考。

第一個說法是源於不列顛的凱爾特人(Celt)。據他們的傳統習俗，每年十月最後一天是夏天的終結，也是冬天的開始，是一年重要的節日之一，稱之為「死人日」或者「鬼節」。在這一天各種惡鬼會四處出沒，死去人們的靈魂也會離開身體在世間遊走，所以這一天的晚上就格外危險，為了嚇走邪惡的鬼魂，凱爾特人會戴上面具。

另一個說法來自天主教的信仰。因為十一月一日是諸聖節(All Saints' Day)，隔天又叫諸靈節(All Souls' Day)。西元九世紀的歐洲，在這一天信徒會跋涉於鄉間，挨家挨戶乞討用麵粉及葡萄乾製成的「靈魂之餅」。據說捐贈糕餅的人家相信藉由教會僧人的祈禱，可以得到上帝的庇佑，讓死去的親人早日進入天堂。這種乞討的傳統竟演變成孩子們打扮成鬼怪的模樣，去要求每戶人家給糖吃的「trick or treat」的習俗，最後傳到了美洲，由那裡的愛爾蘭及蘇格蘭的後裔承繼，在二十世紀於美國發揚光大。

對小孩子來說，在上述節日除了可以討糖果吃之外，更重要的是可以打扮成自己喜歡的模樣，和一大群朋友去遊行。由於蜘蛛人、蝙蝠俠的服裝大過庸俗，也容易「撞衫」，有一年我突發奇想，建議兩個兒子穿「鳥人裝」（如圖），準備由我親手製作，和其他小孩互別苗頭。結果因為造型太古怪而被他們拒絕，讓我有些失望。

這種「鳥人裝」其實是歐洲中世紀流行的醫師服，是當時的醫師為了探視及治療受到疫情影響的病人所穿的服裝。但即使有這樣的解釋，我的小孩也提不起興致，只得跟隨潮流直接去大賣場買骷髏裝及南瓜燈給他們了。

可能你也會覺得這種「鳥人裝」很可笑，醫師竟身穿斗篷，頭戴類似鳥嘴的面具，不過它可是在十七世紀由法國名醫查爾斯·梅洛(Charles de Lorme)所設計。根據米歇爾·泰伯倫克(Michel Tibayrenc)等人所編輯的《傳染病百科全書》(*Encyclopedia of infectious Disease*)裡記載，面罩上的鳥嘴可是大有文章，除了有兩個鼻孔可以通氣外，裡頭另塞有稻草，而且稻草之中還有龍涎香、薄荷、樟腦、丁香或安息香酸等等材料，以隔絕不好的空氣(因為當時認為瘟疫是由不好的空氣所傳播)。

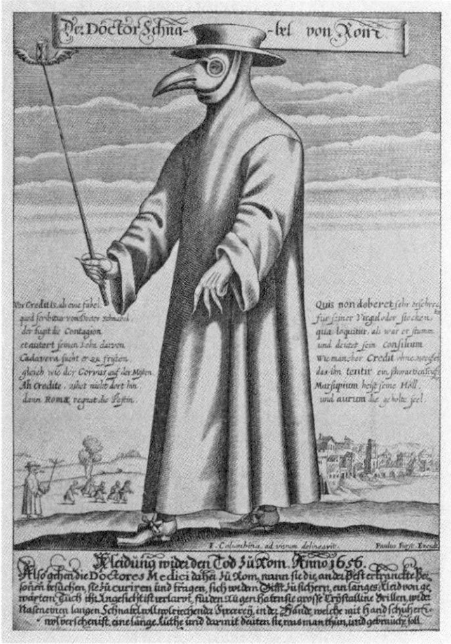

圖片出處｜http://steampunk.wonderhowto.com/inspiration/why-is-steampunk-plagued-by-plague-doctors-0144249/

十七世紀，歐洲醫師可手執木杖笞打罹患瘟疫的病人。

另外，戴著手套的醫師除了有斗蓬、鳥嘴面罩保護，還配備一支手杖，可以遠距離碰觸病人，以防止受到傳染。而且這手杖聽說還有另一個功能，就是可以笞打病人——當時認為得到瘟疫是遭到「天譴」，病人如果在此時深刻體會到這一點，而讓穿著「鳥人裝」的醫師杖笞的話，也算是完成了「告解」。

雖然看起來很可笑，但我們也不得不可憐當時的世界。從五世紀開始，歐洲大陸不時受到瘟疫（鼠疫、天花等等）的襲擊，每座城市就得聘請特別的醫師來照顧生病的患者，這種「瘟疫醫師」(plaque doctor) 大都不是醫術很好的醫師，但是如果能在瘟疫流行時存活下來，其身價便能水漲船高。當時巴塞隆納曾經召喚兩位瘟疫醫師，卻在途中被匪徒綁架，結果是巴塞隆納市政府付了贖金來贖回他們。

而這些瘟疫醫師薪水不錯之外，還有另一項特權，就是可以解剖因為瘟疫而死亡的患者，作為日後治療的參考。但你可以想見，很多醫師不是因此受感染而死亡，就是因害怕而逃走，或許是因為這樣，最後才有「鳥人裝」的發明。

雖說「鳥人裝」在醫療發展有其一定的地位，身為父親的我想「掉書袋」，替自己的小孩準備「有典故」的服裝以吸引別人驚奇的眼光。不過似乎再怎麼樣掉書袋，也比不上那些堆在大賣場的萬聖節商品，只能把概念留下來，看看哪一天可以給從事「文創」的人提供靈感，搞不好可以引發流行也說不定。

人體離心機
——旋轉咖啡杯、海盜船等遊樂器材的原理與治療精神病有關。

某次和一位剛從空軍軍醫體系退伍的學弟聊天，他很自豪表示，在「對抗G力的測試」中，他的耐受力和正牌的空軍飛行員相去不遠，以專門判定飛行員體位的軍醫官來說，這的確是值得驕傲的事。

所謂「對抗G力的測試」，就是待在「人體離心機」內，藉由速率與連續方向改變的旋轉產生G力，然後觀察受測人員能承受的G力大小及反應，這是評判並訓練戰鬥機飛行員很重要的方法。

什麼叫做G力？它是航空專有名詞，指的是在移動或切變路線，或是加速度與減速度時承受力道的單位。我們生活之中，隨時都會產生額外的G力，但是多半因為過於微小而被忽略。例如，在高速移動的器材或交通工具（雲霄飛車、高速鐵路等等）上就能體會到這種G力，只是此類方式所產生的G力仍舊在一般人體承受的範圍之內。

從一九五〇、六〇年代開始，飛行器已經超越了音速的障礙，但由於駕駛這些飛行器的人員對G力的反應大不相同，發生不少意外，因而促進了對此類飛行器安全性的研究，才有了「人體離心機」的使用，藉此訓練面臨上述問題的飛行員。

只是人體離心機的發明，並非為了對抗G力的測驗與訓練，它的前身是為了治療精神病患而使用的「旋轉椅」(rotatory chair)。

雖然廣泛使用旋轉椅的是美國醫師喬瑟夫・考克斯(Joseph Mason Cox)，但公認的發想者是十八世紀末集醫師、博物學家、生理學家及詩人於一身的伊拉斯謨斯・達爾文(Erasmus Darwin)，他是大名鼎鼎、也就是《物種起源》(*On the Origin of Species*)一書的作者查爾斯・達爾文(Charles Darwin)的祖父。

伊拉斯謨斯・達爾文在他所著一本重要的科學著作《動物法則》(*Zoonomia*)中提到，任何醫師的治療只要能促進患者睡眠，都會達到很好的效果。於是他提到一種名為「rotative couch」（旋轉沙發椅）的設計，藉由旋轉的功能達到前述的目的。只可惜他流於紙上談兵，而且認為這種裝置應該是設置在醫院裡使用，開業醫師無法製造及保養類似的治療工具。

在一七八八年，接管精神病院的醫師喬瑟夫．考克斯接受了伊拉斯謨斯．達爾文的觀念，著手設計左右搖擺的椅子，以治療連藥物都無法控制的重度精神病患者。在當時的時空環境，對於這些棘手的患者都是給予鴉片服用，雖然暫時可以減緩患者的症狀，但是後來往往造成了他們成癮的困擾，反而得不償失，於是佛心來著的他利用了伊拉斯謨斯．達爾文的概念。喬瑟夫認為旋轉病人的效果必須要讓他們達到「眩暈」進而「噁心嘔吐」，最後造成「失禁」，當時並不知道這是因為過度旋轉造成身體前庭刺激 (vestibular stimulation) 的結果，反而歸功於上述的治療可以促進止痛作用，緩和病患的情緒，最後幫助他們輕鬆入眠。

雖然一開始只是憐憫精神病患者「鴉片上癮」而勉強使用這種治療方式，但最後喬瑟夫卻變成此道的愛好者，而且大力鼓吹這種治療方式，因此啟發了另一位英國醫師威廉．哈洛倫 (William Halloran)。威廉發現病患在接受「旋轉椅」這種治療時，會產生「愉悅」的感覺。後來英國鄧迪大學 (University of Dundee) 的學者尼可拉斯．韋德 (Nicholas Wade) 就指出：這種「愉悅」啟發了兒童樂園裡「旋轉咖啡杯」、「海盜船」及「雲霄飛車」的設計靈感。

上述兩人的治療方式，在當時的主流醫界並沒有得到青睞，反而是德國的醫師恩斯特．霍恩（Ernst Horn）將其發揚光大。他在柏林的精神病院裡，設計了由懸吊在天花板繩索控制的「旋轉床」（如圖一），讓床鋪每分鐘旋轉一二〇次，每次可以持續旋轉六十至九十秒鐘，堪稱是德國工藝極致的表現，大概和今日抗G力測試的人體離心機差不多（如圖二）。

希望這篇文章不要壞了大家對「旋轉咖啡杯」、「海盜船」、「大怒神」、「雲霄飛車」，甚至遊樂園內各種刺激遊樂器材的興致，將它視為是「精神有問題的人」才會使用的東西。畢竟如同醫師威廉．哈洛倫的發現，使用這些器材會有欣快感產生——

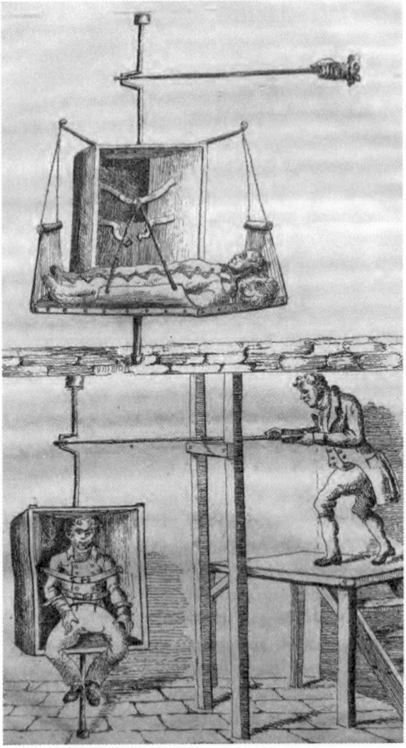

圖一．出處｜http://www.improbable.com/airchives/paperair/volume20/v20i3/centrifuging%20mental%20patients.pdf

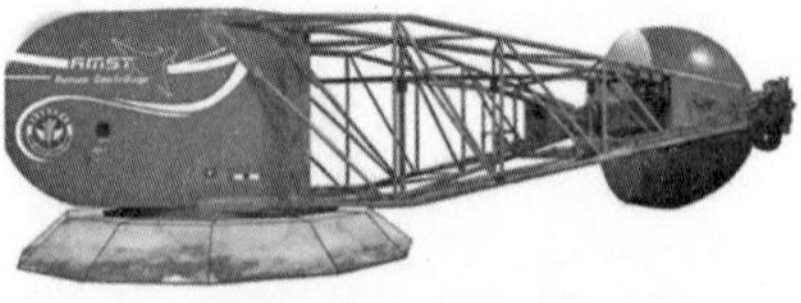

圖二．出處｜http://814.mnd.gov.tw/web/04air/02train_2.htm#03

所以，「把握當下，即時行樂」才是人生最高的境界，應該和怎麼用它、什麼人用它沒有關係吧？

夜婆傳奇

——超音波儀器的發明要歸功於蝙蝠。

在整理有關「超音波」應用到醫療的史料時，讓我想起了小時候和外婆一段有趣的對話。當時我和她住在今天高雄市阿蓮區的某山腳下，有天祖孫倆飯後乘涼時，被一群蝙蝠打擾。由於是第一次看到，我還以為是鳥類，結果被外婆糾正說是「夜婆」。

「夜婆怎麼那樣厲害，晚上黑黑的還能飛得那麼快？」我問著外婆。

「可能牠們眼睛較好，晚上也看得見。」外婆回答道。

後來我才知道，外婆的答案是錯的。不過，臺語的「蝙蝠」叫「夜婆」卻深深烙印在我的腦海中。

為何講到有關超音波的研究歷史會談到蝙蝠？這就要先說到一位十八世紀的義大利

博物學家拉扎羅・史帕蘭扎尼 (Lazzaro Spallanzani)。

史帕蘭扎尼每晚在散步時，總對於在夜空中還能靈活飛翔的蝙蝠有著很大的疑惑，究竟是什麼樣的本領，使得牠們可以在漆黑的環境中自由飛來飛去？於是他設計了一系列的實驗想找出答案：第一次是遮住蝙蝠的眼睛，第二次遮住鼻子，第三次則用油漆塗滿蝙蝠的身體，但是在夜裡被他放出籠子的蝙蝠，都仍然可以和之前一樣輕巧地飛行，證明其夜飛能力與眼睛、鼻子或者是皮膚無關。

到了第四次，史帕蘭扎尼決定塞住蝙蝠的耳朵，結果被放出籠子的牠們竟然飛得跌跌撞撞，有許多都掉到地面上來了。於是他才知道蝙蝠夜飛的能力竟然是「聽」來的，而這有趣的發現被後世研究聲音的學者認為，史帕蘭扎尼是探索「超音波」的先驅。

十九世紀之後由於壓電效應被發現，各種人類聽不見的聲波被製造出來，讓超音波的研究更上層樓，只是一開始的時候，超音波不是應用在醫療上，而是運用於航海。

因為鐵達尼號沉沒的刺激，在一九一五年，物理學家朗之萬 (Paul Langevin) 發明了可以發射及接收超音波的探頭「Hydrophore」，目的在於探測海洋之中的障礙物，使船隻在航行中能夠預先得知冰山的位置；而美國人范森頓 (Reginald Fessenden) 更建造了第一個超音波系統，號稱可以在兩英哩外就探測到冰山的位置。

一九二〇年代之後的二十年，是超音波突飛猛進的年代，兩次世界大戰促使了聲納系統 (Sound Navigation and Ranging, SONAR) 的使用，想找出在海底神出鬼沒的潛水艇；蘇聯科學家索科洛夫 (Sokolov) 更利用超音波檢測鑄造金屬成品的裂痕。不過你想像不到的是，首次運用於醫療用途的超音波並非是拿來診斷，而是用來治療疾病。

在研究高功率的超音波實驗裡，科學家偶然發現藉由能量的調整，它產生的高熱能不僅可以止痛，甚至能破壞身體的組織，因此吸引多位知名學者投入研究，企圖將超音波用於治療關節炎、胃潰瘍、白內障、痔瘡，甚至是腦組織的破壞。漫無目的擴張超音波的治療用途，以至於在一九四〇年代，「超音波治療」變成是「萬靈丹」的代名詞，但由於這種高能量、高熱能對於人體組織可能有意想不到的後遺症，各國政府開始介入管控超音波的治療項目，然此舉反而促使超音波在診斷功能的蓬勃發展。

一九四二年，奧地利的卡爾．杜西克 (Karl Theodore Dussik) 博士第一次將超音波用於探測腦內組織，試圖用它找出顱內腫瘤；一九五〇年代，在西門子 (Siemens) 公司贊助下，英格．埃德勒 (Inge Edler) 醫師與工程師赫爾穆特．赫茲 (Hellmuth Hertz) 第一次將超音波成功使用於心臟的探查；而我們熟悉的產前檢查超音波，也在伊恩．唐納德 (Ian Donald) 醫師率先使用下，慢慢成為懷孕婦女找出畸胎兒的利器。

如今各種型態的超音波發明，讓醫學很多領域都要靠它診斷，甚至有所謂3D、4D超音波，給予醫生立體而即時的影像。以本人從事心臟瓣膜修補術為例，在手術前先要透過上述精密的超音波找出逆流或狹窄瓣膜的位置，而且手術之後的效果如何，更要靠它們幫忙檢測。

想必日後還會有更先進的超音波儀器問世，當然不單是診斷方面，在更多而完整的科學數據之下，超音波的治療用途也應該會愈來愈安全，把「夜婆傳奇」持續下去。

白色的醫師服

——醫師服原本是黑色，如同神職人員的穿著一樣。

醫學的歷史鑽研多了，讓我對自己每天接觸的任何有關醫療的行為或器材，甚至是觀念都充滿好奇，也因此有源源不絕的動力去搜尋資料，追根究柢這些「約定成俗」的事物，底下談到有關「醫師服」的軼聞趣事即是一例。

說到醫師服，許多人一定認為「白袍」(white coat) 是醫師的基本服裝，說它是「制服」

也不為過。它就像是每種職業都會有的特定「服裝」，除了給予內在的認同之外，也可以讓人一眼就看出其代表性。但是，醫師一直都是以「白袍」作為其職業的象徵嗎？如果你這樣想可能會失之偏頗！根據霍赫貝格 (Mark Hochberg) 醫師所撰寫的〈醫師的白袍——其歷史的回顧〉(*The Doctor's White Coat--an Historical Perspective*) 一文中陳述，醫師以白袍作為其工作服，也不過是近百年的事。

在二十世紀前，醫師都是穿著黑色的服飾。與其說是工作服，倒不如把這種黑色服裝說成是「正式」的服裝，就像參加宴會一樣，並不能突顯其工作的重要性。據霍赫貝格醫師表示，之所以選擇黑色是醫師們希望和神職人員所穿著的一樣，增加職業的「神聖性」。

只是在二十世紀之前，這種「神聖性」並未普遍受到認同，因為當時除了醫療知識有限、治療效果並非十全十美之外，醫師之中也由於「認證」困難（不像現在得通過證照考試才能執業），使得江湖郎中充斥其中，自然就降低人們對醫師應有的尊敬。有些民眾甚至認為，不到「最後關頭」不要求助醫師，因為這種協助和死亡往往劃上等號。

隨著各種科學研究日趨嚴謹和進步，這股風潮也促使了醫學有一定的發展，為了扭轉人們對醫師原先的不信任，於是開始有醫師在工作時罩上白色的外套，讓自己看起來有「專業人士」的樣子。這種觀念是先由加拿大的醫師喬治・阿姆斯壯 (George Armstrong) 在十九世紀末提倡，接著就廣為歐、美醫師所接受，漸漸讓醫師捨棄原先黑色的正式服裝，轉而在工作時穿上白袍。

為什麼觀念發生如此轉變？霍赫貝格醫師提出兩個原因。

第一個原因是醫師有意模仿實驗室的科學家。十八、十九世紀的科學家在實驗室工作時，為了避免染上髒汙都會罩上白色的長袍，而這些科學家選擇「白色」工作服的原因，其實與「candor」有關。

「candor」意為公正、公平，但其實本意是「truth」（真理）。字源是拉丁文的 candidus，原是指白色，典故來自於羅馬帝國時代，當時的公務人員就是穿著「白色」長袍的人。每個實驗室的科學家在工作上本來就是探索事物的「真理」，自然傾向選擇以「白袍」作為工作服，就連現在的實驗室裡，這個傳統依然未變——請注意，在二十世紀前，科學家的地位是遠比醫師更受到人們的尊敬！

第二個原因是由於十九世紀英國的李斯特 (Lister) 醫師發明在手術中消毒，在那個抗生素尚沒有被發現的時代，此舉降低了很多手術中的感染，因此讓人聯想到清潔的重要，而服飾的顏色中最能代表「乾淨」、「無汙染」的顏色就是白色。所以在工作中穿上乾淨的白色工作服，自然可以讓人更加安心，表示消毒清潔的工作沒有問題。

如同霍赫貝格醫師的考據，醫師是為了讓自己的形象有所提升，學習了實驗室的科學家以白袍為工作服，但是到底是哪些科別的醫師開始穿上「白袍」工作呢？在這裡可以很自豪地說，答案是「外科」醫師。關於這一點，我們可以看到很多資料顯示，二十世紀初期的外科醫師已漸漸在手術時罩上白袍，取代原先黑色的服裝。

寫到這裡，我開始覺得有些驕傲，畢竟引領醫師以「白袍」為工作服是從「外科醫師」所開始；而醫學的「與時俱進」，逐漸跟上了其他科學發展的腳步，脫離之前的負面印象，變成今日人人稱羨的工作，也是從穿上「白袍」之後開始。因此上世紀九〇年代，美國哥倫比亞大學的阿諾·歌德 (Arnold Gold) 醫師率先為醫學院的畢業生舉行「White Coat Ceremony」（白袍儀式），由師長為即將成為醫師的醫學院學生（有時也擴及醫師及醫師助理）罩上白袍，希望他們踏入職場之後要有「視病猶親」的胸懷，這是多麼有意義的儀式啊！

談到這裡，不由得也尊敬起自己身上的白袍，它所代表的歷史意義，可謂是科學進步的軌跡。

黑牌的外科助手

——歷史上某些沒有足夠學歷的外科助手，其專業表現不容小覷。

每次在網路上看到各醫院徵「外科助手」的廣告，內心就有很深的感觸。現今臺灣要求外科助手的條件，必須是有護理師的資格，有些醫院訂定的條件更嚴謹，必須是通過「外科專科護理師」考試及格的人員才可以擔任，為的就是符合醫療法的規定。如果回推到健保開辦之前那個醫護人員還不甚充裕的時空環境，其實有很多非「醫療背景」的人在從事外科助手的工作，我就曾經聽到這樣的故事。

二十幾年前，當我還是實習醫師時，第一次在急診室值班，就很幸運地有了可以替病患縫合傷口的機會。我記得自己是費了九牛二虎之力，一道不到五公分長的傷口，花了將近十分鐘才處理完畢，結果因為縫得歪七扭八，被一起值班的學長全部剪掉再重縫一次。很不幸地，學長還是不滿意我第二次重新處理後的傷口，他只好再剪斷所有縫合的線，索性自己將它重縫一次，不再給我機會。

對於自己第一次能有機會處理傷口，結果卻沒有做好，當然覺得很沮喪，沒想到學長不但沒有加以責備，反而還安慰我說：「外科不像讀書。書讀得好，手術不一定開得好，外科手藝不僅和天分有關，也需要反覆的練習。」

為了降低我的罪惡感，同時證明他的說法，學長說了自己親身經歷的故事。

原來在休假的時候，學長都會去某些私人綜合醫院的急診室偷偷兼差，每次有撕裂傷口需要處理，都是由外科助手幫忙縫合，讓他可以專心看急診的病患。

「那些人縫傷口縫得又快又漂亮，比我還厲害，可是你知道嗎？他們可都是『黑牌』的助手，有些甚至只有中學學歷，但卻已經有十幾年的外科助手經驗了。」

很驚訝學長把當時醫療界不為人知的一面說給我聽，讓我有了不一樣的見識。當然隨著健保開辦，有愈來愈多正牌的醫師與護理人員投入，臺灣醫療環境已今非昔比，上述令人聽起來「不舒服」的現象，已得到大大的改善。

其實不只是早期的臺灣有那些不能「曝光」的外科助手，就連全世界第一例的換心手術也有類似的人物出現，但是當時的外科助手卻曝光讓人知道他叫漢米爾頓·納基 (Hamilton Naki)，日後更變成了一位傳奇人物。

一九六七年十二月三日，南非的克里斯蒂安·巴納德 (Christiaan Barnard) 醫師完成第一例人對人的心臟移植，成為全球注目的焦點。外科助手納基由於是黑人，所以新聞照片介紹巴納德的外科團隊時，在種族隔離政策的要求下，將納基從裡面刪除——黑人當時是不可以替白人做醫療服務的。

納基原來只是南非鄉下來的土包子，來到巴納德服務的醫院當園丁，因為院內人手不足，被醫院的外科醫師調派至動物實驗室服務，由於他手藝不錯，最後被巴納德挑選到心臟移植小組幫忙。

根據一些傳說顯示，巴納德當時從美國帶回來的換心技術很快就被納基心領神會，而且他還替巴納德想出一些更好的修正方案，尤其在第一例換心手術執行時，是納基將捐贈者丹妮絲．達佛 (Denise Darvall) 小姐的心臟完整取下，然後將它送至另一間手術室，交由巴納德醫師縫合到受贈者路易士．華許坎斯基 (Louis Washkansky) 身上。

前述的傳說並沒有得到官方文件及巴納德醫師的親口證實，不過巴納德醫師在評論納基時，卻不吝嗇地稱讚他是「心臟移植手術的領域其中一位偉大的研究者」。

離開巴納德的換心小組後，納基主持了醫院的動物實驗室，也開始另一個手術的研究——肝臟移植。不僅如此，他還訓練出該醫院許多傑出的外科醫師，諸如蘿絲瑪莉．希克曼 (Rosemary Hickman)、德爾．罕 (Del Khan) 等等，只不過他沒有學歷，始終是幕後的推手而已。即使二〇〇三年納基得到了開普敦大學 (University of Cape Town) 榮譽碩士的學位，但他自始至終都沒有得到應有的尊崇——他最後是以園丁的身分退休。

不厭其煩說了這個故事，只想告訴讀者，外科和其他科別不太一樣，是學徒制，不只要天分，也需要反覆練習。所以，學位愈高的外科醫師，手術的技術不一定成正比！

疾病守護神

——每一種病都有它的專屬守護神，痔瘡亦然。

也許是國情與信仰不同，對於殉道或者是甘為民眾福祉犧牲的人，在中國會升格為神，從此建廟祭祀香火不斷，而且日後還可以讓衷心祈求他的人們直接得到應有庇佑，心願因此實現的感應屢被傳誦，讓神祇的傳奇可以持續下去；而在西方，通常這樣的人就被「封聖」，只不過他們並非有求必應，而會因為犧牲或殉道的方式不同，而成為特定疾病的守護者。

例如，在羅馬帝國時代的阿波羅妮亞 (Apollonia)，即使被帝國的士兵打斷所有的牙齒，脅迫她放棄基督的信仰，她仍是寧死不屈，自然而然聖阿波羅妮亞 (Saint Apollonia) 就成為牙齒的守護者，只要有牙痛，信徒們必然會祈求她的加持。至於耶穌基督的外婆，也就是聖母瑪麗亞的母親安妮 (Anne)，和先生約阿希姆 (Joachim) 雖然結婚多年卻沒有子嗣，但天使傳訊息讓她知道自己即將有喜，而她對於這則神的旨意十分有信心，所以她在封聖之後，就變成了不孕者的守護者。至於《路加福音》的作者路加 (Luke)，他是第一位改信基督的醫師，理所當然成為病患的守護者，凡是需要接受手術的人都可以祈禱聖路加的幫助而渡過難關。

封聖的例子不勝枚舉，事蹟與守護項目也是琳瑯滿目。不過，有一位聖人的事蹟特別有趣，值得我在此將他的故事分享出來，那就是聖菲亞格拉 (Saint Fiacre)。

菲亞格拉是愛爾蘭人，西元七世紀千里迢迢到了靠近巴黎的莫城 (Meaux) 投靠當時的教區主教法洛（Faro，最後他也被封聖）。菲亞格拉很想蓋一座修道院，他認為這是自己的使命，而且將此想法告訴了主教。法洛主教答應了他的請求，不過卻出了一個難題——法洛只給了他一支小小的鏟子，然後要他利用這支鏟子去鬆土整地，答應說一天能整理出多大的面積，就會幫忙蓋多大的修道院。

這個故事發展到最後有兩個很重要的版本。

一個是菲亞格拉剛開始只能用鏟子掘出一道小溝槽，繞著一小塊四方形區域，便累得做不下去，但他信仰堅定，沒想到鏟子竟然自動將小溝槽所圍繞起來的地完全整了一遍，於是菲亞格拉終於達成工作，而主教也遵守承諾，幫助他建立了一座修道院。

另一個版本卻十分有趣。話說菲亞格拉利用鏟子整地十分辛苦，以致他的痔瘡從肛門凸了出來，痛苦難耐的他坐在一塊石頭上禱告，希望天主能減輕他的病痛，結果在禱告完之後，一如所願，他的痔瘡竟然遺留在所坐的石頭上，從此不再困擾著他。

中世紀的時候由於此傳說的影響，痔瘡便被稱做「聖菲亞格拉的詛咒」(Saint Fiacre's Curse)，或是 Figs of Saint Fiacre（fig 譯做無花果，可能是痔瘡凸出肛門後，看起來像無花果的樣子），自然聖菲亞格拉便成為痔瘡的守護者。

現今痔瘡的英文「hemorrhoids」，可是要等到他死後六百年的一三九八年，才開始廣泛被使用。

聖菲亞格拉的神蹟並非只有如此而已。在十字軍東征的時代，很多患病的教徒朝聖之旅都會安排到聖菲亞格拉的修道院，於是他也變成了很多疾病的守護者，據信有患寄生蟲、腎結石、腫瘤、皮膚疾病的信徒來到修道院之後，疾病都獲得了改善。當然我們也不能忘了梅毒，這個藉由戰爭傳回歐洲的性病，也是聖菲亞格拉掌管的範圍。

另外值得一提的是，聖菲亞格拉也曾經是巴黎馬車伕的守護者。起因是一六五〇年，在巴黎有一家以聖菲亞格拉為名的旅館，當時旅館所雇用的馬車就叫做 fiacres，在宗教信仰的推波助瀾下，聖菲亞格拉也順理成章變成馬車伕的守護神。而時至今日，法國計程車司機也曾以聖菲亞格拉為其守護神，但始終沒有得到教會的正式承認。

本人非天主教教徒，在寫下聖菲亞格拉的故事時，內心並無取笑、褻瀆之意，它反而讓我感到信仰力量的偉大，這一點中、西皆同。不然你不可能會看到，在每年大甲鎮瀾宮媽祖遶境時，會有那麼多信徒躺在神轎經過的路上，希望得到媽祖的賜福，而這其中不乏氣息奄奄的病患，盼望著經由媽祖的庇佑，趕快讓病好起來啊！

醫師的自知之明

——知道自身的局限性，才可以開拓醫師經驗的無限性。

《世說新語》的〈排調〉篇裡，有一則炫耀學問的故事相當有趣，主角是曾任桓溫參軍的郝隆，他在七月七日那天到屋外的太陽下仰臥著，有人問他是何緣故，他竟然回答：「我要晒肚子裡的書。」

原來在魏晉南北朝時，七月七日是家家戶戶將家中藏書拿出來曝晒以防止長蠹蟲的日子。當時富有的人不好讀書，卻偏愛買書來裝門面，到了晒書的時間全搬出來向人炫耀，表現得好像有書就有學問的樣子；而窮書生滿腹經綸，卻無法擺出富有人家的排場，所以郝隆故弄玄虛在日中橫躺，算是一種挑戰也是憤世嫉俗的作為。

看到了郝隆的故事，讓我想到一位十六世紀歐洲的醫師，他炫耀學問的程度不亞於郝隆，甚至有過之而無不及，那就是身兼鍊金術士、占星師與內外科專家的帕拉塞爾蘇斯（Paracelsus）。他是瑞士醫師之子，自認為比古羅馬醫師塞蘇斯（Celsus）還偉大，才替自己取了這個別稱。

帕拉塞爾蘇斯如何取得醫師資格，歷史上並未記載得很詳細，只知道他崛起於瑞士的巴塞爾大學（University of Basel），在那裡講授醫學知識的他並沒有追隨當時的風尚，用拉丁文授課，反而是以通俗的德語教學，自然得到不少負面的批評。他最令人印象深刻的作為並不是同郝隆一樣在烈日下晒肚子，而是將當時公認的醫學大家蓋倫、阿維森納的醫書在眾目睽睽下放了一把火全燒了。

他的瘋狂作為不是只有燒書，帕拉塞爾蘇斯還將他早期從鍊金術士中習得的技巧用於教學，更將理髮匠與藥劑師都邀請到課堂中講學，他認為身為醫師不能只是修習課本中的學問，還要讓自己有外科醫師的技術（當時的外科醫師是由理髮匠兼任），同時更要懂得各種藥物的基本學理，才夠資格成為「完整」的醫師。

他的行為以現今的觀點來看，在當時真是了不得的創見。在他所處的時代，內科醫師只注重研讀課本，視病人的血液為汙穢的東西；而身為外科醫師的理髮匠，卻是粗俗不堪，是只重技術傳承不求疾病原理的土包子。所以他認為醫師的養成要內外兼修，可算是歐洲自蓋倫稱霸醫學界以來的第一人。

帕拉塞爾蘇斯另一項創見，就是將各種金屬礦物以及其化合物用於治療病患，所以他被視為是今日醫療化學之父。他給鍊金術下的重要結論是：

「鍊金術並非要找出鍊成黃金的賢者之石（philosopher's stone），而是製造有益人體健康的醫藥品。」

而由於他對於礦物方面的深入研究，觀察到很多人因為接觸金屬而得到疾病，因此也有人將他當成是「職業疾病」的開創人。

即使畢生有近七千五百頁的著作，但帕拉塞爾蘇斯在世並沒有獲得太大的認同，而且只在巴塞爾大學任教兩年之後就被解聘，之後過著遊歷的生活，成為四處巡迴的江湖郎中，不過他在著作裡談到有關外科醫師應有的條件時，我頗為認同：

「醫學的根本就是愛，所以並非人人都適合醫師這個工作。每個外科醫師應該都有三個特質：第一個是要覺得自己只是普通人，第二個是要認為自己與病人無異，第三個是要視自己的工作是一門藝術。覺得自己是普通人，所以醫師不會認為自己是萬事通，能夠將每件事都做到完美，也不會以為只要有錢、或者是讀了書進了學校受教育，就可以成為一位外科醫師。」

上述的想法是在我行醫多年之後，內心才有的感觸——知道自身的局限性，才可以開拓醫師經驗的無限性。

另外，對於外科醫師，他也有良心建議：

「你必須於每日的工作裡，獲得自身的經驗，同時也要從其他人身上得到應有的經驗。因為不管你是多麼睿智與經驗豐富，有一天當你的知識無法幫助病人時，那受苦的不只是他們，也包括你自己。」

一位焚書而炫耀自己學問的人，竟然會有上述良心上的認知，讓我有些無法想像，這竟會是出自同一位醫師的行為！不過或許是這樣的「自知之明」，才會讓他洞察當時醫師的無知與局限性，而表現出日後旁人所不能認同的狂妄不羈吧？

罷工與死亡率

——乍看之下，醫師罷工可以降低病人死亡率，但其實不然。

大陸學者陳順禎所著的《順勢療法》其中有一段敘述十分有趣，茲摘錄於下：

「一九七六年在美國洛杉磯，當時的醫師對醫療事故保險漲價不滿而罷工示威時，全市病患的死亡率下降了十八％，不過加州大學的醫科教授米爾頓．羅默（Milton Roemer）醫師調查市內十七家醫院所做的報告顯示，在罷工期間，每一家醫院平均減少了六〇％的手術。同樣的情形發生在以色列，一九七三年全國醫師罷工，為期長達一個月，根據耶路撒冷殯葬協會的統計指出，該月的全國死亡人數下降了五〇％；一九八三年，以色列醫師再度罷工，為期八十五天，在醫師罷工期間，以色列的全國死亡人數下降了五〇％。」

看到這段敘述，起初我覺得很吃驚，於是上了醫學期刊的入口網站PubMed裡查資料，發現陳順禎著作裡引用的報告所言不假，並非危言聳聽、譁眾取寵。在一九八三年的以色列醫師罷工中，由史雷特（Slater）所做的類似研究，還登上了英國知名的醫學雜誌《刺胳針》。

總是有些沒事幹的統計專家，不必做研究，只要將發表於所有醫學期刊相關的文章集合起來分析一下，就可以有「驚人」的結論，所以我在 PubMed 的搜尋裡，也找到了在二〇〇八年由學者康寧安 (Cunnigham) 發表在《社會科學與醫學》(*Social Science & Medicine*) 期刊中，對於上述醫師罷工議題的長期分析報告。

康寧安把一九七六到二〇〇三年之間，所有關於醫師罷工的文章拿出來分析：總共有一五六篇論文，醫師罷工的天數從九天到十七個禮拜不等，結果很「驚奇」地發現，病患在醫師罷工期間的死亡率大多是下降的，而且有一部分的地區，在醫師停止罷工後死亡率就跟著上升。

對於上述的資料的意義，相信每個人看到後的感想一定不一樣，例如，《醫行天下》的作者、大陸「另類療法」的推廣者蕭宏慈先生，在他的著作中就用了下述驚世駭俗的觀點，描述西醫對癌症的治療情況：

「在此情形下，病人（指被診斷出癌症者）完全處在如魚肉被宰割之狀，通常醫院說怎麼治就怎麼治，化療、放棄都會被患者全盤接受。如果醫院拿出更多西醫的資料與名詞，以及手術的嚴重後果來嚇唬病人，他們更會心神不寧，有的幾日內就一命嗚呼。有人說癌症患者有一小半是被嚇死的，其實是一半多，另一小半是被治死的。」

姑且不論蕭先生認為醫師上班增加癌症死亡率的說法是否有可議之處，但前面史雷特或康寧安等人所整理的資料結論，在身為醫師的我看起來是有問題的。

先舉個很簡單的概念來說。醫師罷工期間，那些不願罷工或者是臨時支援罷工而上班的醫師的治療行為，一定相對保守，這點可從期刊資料中所有的共通點知道，在罷工期間進行手術的人數是下降的。依照常理判斷，既然手術可以延遲或取消，醫師自然會在講求「安全」與「避免惹禍」的心態下從事醫療作為，病患的死亡率當然會下降，畢竟難度高的手術遇到人力不足的情況，有良心的醫師考慮稍微延後，是替自己、也是替患者著想。

我的論點可從二〇一二年在《南非醫學雜誌》(*South African Medical Journal*) 中一篇有關南非的波羅克瓦尼醫院 (Polokwane Hospital) 醫師罷工的研究得到證實。

在二〇一〇年八月十八日到九月十六日期間，波羅克瓦尼醫院的醫師展開為期二十天的大罷工，從布依安 (Bhuiyan) 醫師整理的資料顯示，在此期間的病患死亡率下降；但是如果將急診收療的病患數量特別拿出來看，他們的死亡率是增加的；若將住院總數（罷工期間下降）和死亡率之間加以修正，就會發現住院的病患死亡率也是上升的。最後布依安——同時也是一位外科醫師——下了一個很重要的結論：

「Strikes seriously and significantly affect service delivery.」（醫師罷工對醫療品質的影響是相當明顯的。）

所以我想說的是：

「笨蛋，問題在品質，不在罷工。」

為母則強

——為了小孩，母親可以忍痛為自己剖腹，只為讓他／她平安誕生。

老婆大人是岳父家中的么女，在某些人眼中看來，可能有些嬌生慣養：她不會煮飯做菜，甚少做家事，不會騎車或開車，也比較沒有時間觀念，在婚前和我約會常常遲到，尤其自曝沒有什麼大嗜好，只要休假就容易睡到日上三竿。

不過自從和我結婚，有了兩個兒子之後，她的個性就出現一百八十度轉變。不僅會下廚，還考上駕照騎機車帶孩子上學，更厲害的是，她成為兒子們的鬧鐘與記事本，每天早上除了準時催促他們起床，還會檢查家長聯絡簿，看看有什麼東西忘了帶；最令我難忘的，是有一次大兒子氣喘發作，剛下小夜班的她，不只沒有顯露疲態，還一整個晚上幾乎沒有休息替他拍痰、不停鼓勵他吸蒸氣，直到最後沒有辦法了，才聯絡在醫院值班的我。

相信各位讀者一定會同意，我可以用四個字來形容我太太的轉變——「為母則強」。一旦女性有了自己的小孩，心底深處的母性就會被激發出來，為了自己的心肝寶貝，可以勇敢面對各種磨難，這也是母愛偉大的地方。

上述的精神如果發揮到極致，往往會發生令人意想不到的力量。底下談到的故事，就記載在二○○四年三月的《世界婦產科雜誌》(*International Journal of Gynecology and Obstetrics*) 裡，經由兩位婦產科醫師奧諾里奧・高爾文 (Honorio Galvan) 及傑斯・古斯曼 (Jesus Guzman) 所報導的故事，相信你看完之後，一定會感到非常驚奇。

故事的主角是一位四十歲女性，名叫伊內絲・培瑞茲 (Ines Ramirez Perez)，事發當時她住在墨西哥南部的高山裡，最近的診所離她家有八十公里，可說是醫療重度貧乏的地方。

在二○○○年三月五日下午，已經生下六個小孩的培瑞茲，因為肚子裡第七個小孩臨盆而開始感到陣痛，無奈經過十二小時的煎熬，小孩還是沒有要出來的意思，她因此心中充滿了恐懼。

原來，在她上一次三年前懷孕過程裡，有了非常不好的經驗——即將臨盆的孩子讓她經歷了痛苦的產程，最後竟然胎死腹中，因此對於這次無法將小孩順利生出，她的心中自然焦急萬分。不過此時的她沒有人可以幫忙，更壞的是，她的老公又在酒館裡喝酒，而且不管是家裡或酒館都沒有電話可聯絡。於是她下了決定，要靠著自己的力量，替腹中可能難產的小孩找一條出路。

培瑞茲於是喝了幾杯烈酒，準備了一把十五公分長的刀，正襟危坐在客廳的木椅上——她打算自己來，為肚子的小孩「剖腹生產」，避免三年前的舊事重演。

只靠著一顆燈泡的微弱光亮，她用刀子將自己的肚皮劃開了十七公分大的傷口，一層一層小心切開以避免傷到胎兒。等到子宮被劃開，看到小孩時，她將這個男嬰用力拉了出來，而且拿起旁邊已經準備好的剪刀，將臍帶剪斷。

此時的她痛不欲生，身體非常虛弱，不得已只好叫自己六歲的兒子在大半夜出外求援。結果在幾個小時後，村裡的醫療助理才出現，發現培瑞茲倒臥在血泊中，他想辦法將她母子二人送到兩個小時車程外的醫院，才將她的傷口止血並縫合，而此時離她自力救濟剖腹生產已超過十二個小時。

這是人類史上，第一位沒有醫療專業的女性替自己做剖腹生產。在四年後她接受媒體專訪時，說了一段令人動容的話：

「我無法再忍受那種疼痛了……，而且當時若我腹中的小孩活不下來的話，我大概也不想活了……。我想看著自己的小孩長大，我要陪伴著他，我認為是上帝救了我們母子。」

可以想像替自己剖腹生產的培瑞茲在看到兒子被自己拖出子宮時，心中求生的意志一定油然而生，支持了她好長一段時間，等待醫療人員的拯救。

我將上述的故事說給老婆大人聽，並且試探性問她是否敢自己剖腹生產（很碰巧我的兩個兒子都是經由剖腹生產才順利來到世上），結果她沒有正面回答我的問題，反而感性地說：

「我怎麼會面對這種問題呢？我生小孩的時候，都是老公你貼心送到醫院，才不會有什麼老公在外面酒館喝酒、找不到人的離譜事情發生呢！」

唉呀，真是諂媚的答案，聽得我人都飄飄然起來了。老婆大人的慧黠，也算是另一種「為母則強」的典範吧？

東床快婿沒那麼瀟灑
——王羲之坦腹東床的原因，可能是吃了五石散而燥熱難耐。

現今的保健食品充斥坊間，形形色色可說是令人眼花撩亂，但大抵上不外維他命、魚油還有各種植物的萃取物，至於效用如何，有很多學術論文可以參考，在此不再多言，不過最近讀到「東床快婿」的成語典故，讓我對魏晉南北朝一些文人雅士流行的保健食品，有了進一層的認識。

「東床快婿」出自《世說新語》裡的〈雅量〉篇，故事說到當時的太傅郗鑒有個女兒叫做郗璿，長得很漂亮，想和王導做親家，於是特別派遣門生送信給王導，希望從王家子弟裡挑選出女婿。

王家那時未婚的子弟很多，王導也很難從中選出一位，於是告訴郗鑒的門生說：「我家的子弟都在東廂房，你可以去那裡選看看。」

遵照王導的指示，郗鑒的門生去了東廂房，看了王家眾多子弟之後，也做不了主，於是向王導告辭，說要回去請示老師再做定奪。他返回後向郗鑒報告：「王家的子弟都不錯，可是因為知道我去選女婿，表現都很拘謹，但是有一人卻在床上坦胸露肚，一點也不在乎。」

郗鑒聽了之後反而很高興，當下告訴他的門生要選那位坦胸露肚、不矯揉造作的人當女婿，而此人並非別人，正是日後大名鼎鼎的「書聖」王羲之。所以，今日不管談到別人或自己的女婿時，便形容為「東床快婿」，正是用了王羲之在東廂房坦胸露肚的典故。

《世說新語》中雖然談到王羲之的態度是從容自然，但是根據某些歷史學家的推論，他當時並非神態自若，而應該是服用了文人雅士最流行的保健食品——「五石散」而燥熱難耐，所以不得已在東廂房的床上寬衣解帶、坦胸露肚以祛除身上的熱氣。

五石散，又叫寒石散，相傳是東漢名醫張仲景所發明，有五種主要成分，分別是石鐘乳、紫石英、白石英、石硫磺、赤石脂等，當然也有一些其他輔料在其中，不過張仲景是利用此藥方治療傷寒的病人（指寒病病人，非傷寒桿菌感染的病人），因為此藥方性燥熱，對患者有助益。

五石散既然是藥用，為何會在魏晉文人雅士間流行？史料認為是由當時的文人何晏所帶頭。據說他依了張仲景的方子，又在其中加了輔料，結果吃了之後神明開朗，體力增強，性好漁色的他，覺得服用五石散之後更加威武，所以向周遭的親友大力推荐。

據後世研究，服用了五石散之後，人的心情會容易亢奮，渾身燥熱，肌膚觸覺變得高度敏感，要以冰冷的食物、脫衣裸袒、運動出汗等方式來揮發藥力，即所謂的「散發」，而為了它而運動叫「行散」。

這種燥熱如果發散得當，體內疾病會隨毒熱一起發出，如果發散不當，據說不死也會半條命；而發散的重點就是要多步行運動，而且要吃冷食，唯一例外就是要喝「溫酒」——據說西晉的地圖學家裴秀就是喝了冷酒而致命。

這也無怪乎魏晉之間有所謂的「竹林七賢」，每天聚在一起，做一些放浪形骸、驚世駭俗的舉動——合理推斷他們大抵是服用了五石散之後，身上燥熱難耐，只得脫光衣服在竹林裡「裸奔」，加上又喝了酒，在微醺的心情下，自然更不顧旁人的眼光了。

因此，當王羲之不顧外人來「選婿」，沒有表現莊重矜持，反而還在床上坦胸露肚、怡然自得，有史學家推論是服用了五石散的關係，自然有其道理。

如果你問我，身為醫師如何看待這件事？我倒有另類的想法：我不會像文章一開頭那樣，把五石散當成「保健食品」來看，而是換個角度，把它比照成今日風行於年輕人之間的「K他命」也不為過！

不管在哪一個時代，要逃避生活壓力的方法，似乎看起來都差不多。

解毒藥與萬靈丹

——萬靈丹其實源自於解毒劑，目的不是治病，而是解毒。

在我青春期的時候，有件事一直讓我很煩惱，倒不是像歌德(Goethe)筆下的維特，那種迷惘少年因為愛不到而產生的「單相思」之苦，而是自己臉上滿臉痘子，造成「青春洋溢」的煩惱。

我臉上或是身上的青春痘是「一脈相傳」，父執輩幾乎都有相同的問題，但我遠比他們嚴重。厲害的時候，甚至連頭皮也逃不過，看過幾次皮膚科，什麼「痤瘡」、「脂漏性皮膚炎」的名稱，都掛在我的病歷上，如同鐵印烙刻一般，最後連我都可以自己下診斷。結果是抗生素吃到快胃潰瘍，而且病情時好時壞，不只我憂心忡忡，連母親都四處找藥方，想替我減輕青春的麻煩。

印象裡吃過很多中草藥，但痘子依舊是我行我素，最後連閒雜人等都來提供意見，蛇肉與苦茶都變成了解藥。據建議的人說，是我體內有毒素，吃蛇肉與苦茶可以加速排出毒素，對於前者我是敬謝不敏，但後者還可以放膽一試。

你如果稍加注意，幾乎所有賣苦茶的攤子都會有共同的語言與味道，一定強調是多種青草藥煉製而成，自然是「祖傳祕方」、別無分號，而且大都喝起來是「苦、澀、濃、重」，似乎差別不太大，有些喝下後還有回甘，算是一點補償。但我也不知喝過多少種類似的飲品，可惜效果一樣是石沉大海。

為何會提起這段心酸往事？其實是想比較中、西兩種文化，對於「解毒」這一件事的理論與態度。雖然乍看起來有著不同的發展脈絡，但其中的主要成分可能有點雷同。中國人的傳統解毒概念，大抵不外是人吃了五穀雜糧之後或者是氣血不順，身體自發性地產生毒素，自然要有藥方來解；而西方人解毒劑的概念，則是為了治療或預防對手或敵人暗地裡下的毒，希望有一帖藥劑可使人百毒不侵。

西方最早而且有名的解毒劑，大概是西元前二世紀在潘杜斯（Pontus，當今土耳其）的國王米特拉達提斯六世 (Mithridates VI) 所發明的。由於怕被下毒，因此他不斷在罪犯和奴隸身上測試，調配出了一種含有四十五種原料的解毒劑，被後世稱為米特拉達提斯解毒劑 (Mithridatium)。

後來他的祕方在西元一世紀的時候，流落到羅馬皇帝尼祿 (Nero) 的御醫老安德羅馬庫斯 (Andromachus the Elder) 身上，結果被他加以改良，增添了額外的材料。至於裡面有什麼，根據美國歷史學者蘇珊．瑪登 (Susan Mattern) 所寫的《醫學的王子：蓋倫在羅馬帝國》(*The Prince of Medicine: Galen in the Roman Empire*)一書中提到，蓋倫為羅馬皇帝馬可(Marcus)所調配的藥方就可見一斑，據信他是抄襲老安德羅馬庫斯的祕方。

蘇珊・瑪登所揭露的史料顯示，此時這種解毒劑已普遍被認為是「萬靈丹」(theriac)而不只是用來解毒而已，它同時也是日常保健用品。蓋倫的處方有鴉片、沒藥、番紅花、多種藥草、礦物，林林總總共有六十四種。其中要特別一提的是他仿效老安德羅馬庫斯加入毒蛇肉，而且其來源供應無虞，因為當時羅馬部族裡的「馬西人」(Marsi)都分配在軍隊中，負責捕捉毒蛇及解救毒蛇咬傷；而另一種藥材肉桂，當時是從印度來的珍貴藥材，自然是皇家才可以使用的珍貴配方。

或許羅馬皇帝馬可常吃這種含有肉桂處方的萬靈丹，才能寫出那本名留青史的《沉思錄》(*Meditations*)——因為肉桂在中醫的理論裡有「安神」與「醒腦」的作用。

結果這帖原來當成解毒劑的處方，在日後竟然化身成為治百病的「萬靈丹」。

到了十二世紀時，善於包裝與做生意的人在處方裡加了更多祕方，其中還有一種叫「威尼斯糖蜜」(Venice treacle)；到了黑死病盛行的時候，「萬靈丹」裡已有超過一百種材料，有些甚至要像中醫的藥酒一樣，必須靜置熟成一段時間才可以拿出來使用；有一位名叫詹蒂萊・弗里諾(Gentile da Foligno)的醫師，還發展出可以外用的藥劑。

直到十七世紀一位法國藥劑師為了打破威尼斯人的壟斷，公布了「萬靈丹」的處方，才讓後世的人知道裡面到底又加了多少東西：大抵不外乎礦物、毒藥、動物肉、草藥、花朵、洋蔥、蜂蜜等等。

在二十世紀初，一般的藥房還可以買到這種「有病治病、沒病強身」，供日常服用的萬靈丹。

這故事讀完很有趣吧！解毒劑可以成為名聞遐邇的萬靈丹，其中有些成分，還與治療我青春痘的另類處方「苦茶」與「蛇肉」有異曲同工之妙。到底中、西方的社會在醫療發展史上，誰比較「膨風」呢？我想都一樣吧！只不過西方人相較之下比較願意分享祕密，而我們還在使用那種所謂「祖傳祕方」的手段。

另一顆藍色小藥丸

——美國總統林肯經常服用的藥丸裡水銀成分高達三十三％。

現在如果談到「藍色小藥丸」，大多數的人可能以為是指輝瑞藥廠那顆可以重振雄風的「威而鋼」，但是這裡我要說的，是流行於十七到十九世紀，其風靡程度不亞於「威而鋼」的「blue pill」，也叫「blue mass」的藍色藥丸。雖說是藥丸，有時它也做成藥水或糖漿。

上述的藍色藥丸風行於西方世界時，可是和當初日本的正露丸一樣號稱可以治百病。（關於正露丸一事，可參閱拙著《鐵與血之歌》。）根據史料記載，它適用於梅毒、牙痛、產痛、便祕以及寄生蟲病的治療，而病患如果有口內瘡還可用它來漱口；更厲害的是在十九世紀初期，英國皇家海軍考量船艦上沒有新鮮的蔬果，要求船艦上的軍醫要備上這種小藥丸，以預防官兵們發生便祕。

至於是誰發明這顆小藥丸，歷史上已不可考，不過它第一次出現在文獻上，據說是在某位鄂圖曼帝國的海軍將領寫給法國國王法蘭西斯一世（Francis I）的信裡，而且如同「自家烘焙」的咖啡一般，每個製作此藥丸的藥師都有一些獨門的祕方在裡面，大抵不外蜂蜜、甘油、蜀葵等物的混合，其中最重要的成分就是水銀。近代有科學家依樣畫葫蘆照著之前的處方配製出此藍色藥丸，赫然發現每顆藥丸中水銀成分高達三十三％——水銀量竟然超過今日法定容許量的九千倍。

讀到這裡，接著看到發生在美國總統林肯先生身上的故事時，就不會那麼令人感到驚訝。

根據美國一位對歷史很有興趣的退休醫師諾伯特・赫塞豪恩 (Norbert Hirschhorn) 的研究，還未當上美國總統的林肯就是天天服用前述的藍色小藥丸來治療憂鬱症，但似乎是愈吃愈陰沉。根據近身觀察林肯當時表現的律師惠特尼 (Whitney) 描述，林肯在法庭上的表現是：

「他被議事槌驚醒，好像從他陰暗的洞穴裡出來，有如剛從睡夢中被喚醒的人。」

重金屬中毒不僅使林肯讓人覺得憂鬱與陰沉，同時也讓他以脾氣的暴起暴落而出名。林肯在參議員的選舉中和對手辯論時，就曾發生了一件讓大家瞠目結舌的事情。

可能是因受到對方的言詞激怒，忽然林肯將身旁的摯友，也是他忠實的支持者費克林 (Ficklin) 像拎小貓一樣從座椅上拉起，接著用力扯著他大衣的後領，不停地搖晃，並且大聲對著群眾說：「各位朋友，這位是費克林，當時和我一起在國會，他知道剛剛說的事是個謊言。」據林肯的保鑣拉蒙 (Lamon) 描述，費克林被林肯搖到牙關格格作響，深怕費克林因而受傷，拉蒙只好出手制止林肯，替費克林解圍。

不過費克林畢竟是林肯最好的朋友，脫離林肯的粗暴對待後，他還不忘對林肯自我解嘲說：

「林肯啊，你今天幾乎將所有的民主從我身上搖出來了！」嚇得屁滾尿流的費克林還是不忘替林肯打圓場。

還好，據赫塞豪恩醫師的考據，由於藥物的副作用愈來愈大，在競選總統前，林肯就戒除了服用藍色小藥丸的習慣，所以赫塞豪恩認為林肯能夠平穩、有耐心地帶領美國渡過「南北戰爭」的危機和改變了這個用藥的習慣有關，否則一個原來以脾氣暴躁、個性陰晴不定著稱的參議員，為何能有如此巨大的轉變呢？

然而我對此事有些存疑，因為長年服用含有那麼多水銀的藥丸，乍然停止之後應該會有不少水銀沉積在體內，免不了有精神渙散、注意力不集中等等現象，如何能安穩面對「南北戰爭」時那種沉苛的壓力呢？

但不管再怎麼扯，總不會比林肯是吸血鬼獵人還無厘頭吧？

雞尾酒療法與減肥藥

——為了快速減肥，異想天開的醫師混合多種藥物，美其名「彩虹藥丸」。

愛滋病（即後天免疫缺乏症候群，acquired immune deficiency syndrome，簡稱 AIDS），從一九八〇年代在美國發現以來，堪稱是最令醫師棘手的疾病之一。根據世界衛生組織公布的數據顯示，AIDS 已經奪取了三千萬人的生命，截至二〇一一年六月底為止，全球約有六千四百萬人感染愛滋病，而且以每天超過七千宗的新病例前進。

從 AIDS 發現以來，沒有任何一種藥物或療法能夠有效降低其死亡率或加以治癒，患者只能因為病毒造成免疫功能的缺陷，被社會上排斥，最後等待死亡的降臨，受盡歧視及痛苦。這種情形在一九九五年出現了轉機，因為美籍華人何大一博士提出了「雞尾酒療法」（cocktail therapy）。

所謂的「雞尾酒療法」，是將兩大類具抗愛滋病效果的藥物——逆轉錄酶抑制劑和蛋白酶抑制劑中的幾種藥品組合在一起，成為「高效抗逆轉錄病毒治療方法」（highly active anti-retroviral therapy），因為類似雞尾酒的調配過程，所以俗稱「雞尾酒療法」。這種方法除了可以避免病毒對單一藥物迅速產生抗藥性之外，也可以大規模抑制病毒的複製，並能修復部分被病毒破壞的人體免疫功能，進而減少患者的痛苦。所以之後的統計資料顯示，雞尾酒療法使愛滋病患者的死亡率降低到了二〇%左右。

我不知道何大一博士對於「雞尾酒療法」的靈感從何而來，但我可以肯定這個概念並非他所獨創，因為在減肥藥的發展上，類似的混合藥物治療法也曾被選用，只是它不叫做「雞尾酒療法」，反而有另一個更浪漫的名稱——彩虹藥丸(rainbow pills)。

我曾經寫過一篇簡略的減肥藥發展史，其中提到早期減肥所使用的藥物，諸如甲狀腺激素或ＤＮＰ，不是因為副作用過大，就是有致人於死的疑慮，所以在一九四〇年代左右，它們都已退出了正規的藥物市場，才有了「安非他命」(amphetamine)的出現。

安非他命原來是為了治療氣喘而發展出來的藥物，結果醫師發現它除了能緩解鼻黏膜腫脹之外，更可以治療嗜睡、偏頭痛及姿勢性低血壓等症狀，更有患者在使用安非他命之後，不只是精神愈好，同時也讓食欲降低，意外達到了減肥的效果，於是它便在一九四〇年代異軍突起，成為減肥藥的新寵。

不過人性的貪婪是無盡的，雖然安非他命可以達到減肥的效用，但仍無法滿足人類「抄捷徑」、「搭快車」的心態，於是一九六〇年代之後，有異想天開的醫師混合了很多藥物，諸如利尿劑、毛地黃、助瀉劑、安眠藥，當然還有安非他命等，想要幫助減肥的病患快速達到目的，因為藥物的顏色很多種，於是被暱稱為「彩虹藥丸」。

可想而知，這些藥物的混合雖然可以讓患者達到減肥的目的，但隨之而來的副作用，卻有如洪水猛獸，尤其在一九六〇年代末期，多位患者在服用了「彩虹藥丸」後便一命嗚呼，促使了美國國會開始正視此一問題，慢慢立法緊縮這些藥物的使用，甚至在食品及藥品監督管理局的主導下將安非他命逐出減肥藥品的市場。

或許可以說是「英雄所見略同」，前述這些藥物混合的概念，可能一直在醫師的腦海中出現，除了何大一博士將腦筋動到「愛滋病」的頭上以外，國外藥廠也將「混合藥物」的治療觀念，帶到了代謝疾病與高血壓的控制，而且替它取了「Polypills」（poly：多，pill：藥丸）的暱稱。

通常患有高血壓的病人，多少也有「血脂」或「血糖」的問題，於是研發新式藥物時就考慮一併治療這些病症，只不過這回醫師變聰明了，不只是劑量減少，同時也透過藥物整合，期盼達到「提高效能、降低副作用」的結果。

目前臺灣的抗高血壓藥物中，已經有兩、三種是這樣概念下的產物，相信日後也會有「高血壓＋高血脂」、甚至「高血壓＋高血脂＋糖尿病」的「雞尾酒式」藥物上市，這些藥物會比五十多年前的「彩虹藥丸」更安全、更有療效，只是我無法確定這種風氣是否又會吹回「減肥藥品」的市場——以商業的角度去考慮，應該是遲早的事。

肥胖兩三事

——證實肥胖會導致疾病的人，不是醫師不是科學家，而是保險業者。

不管是韓國塑身達人鄭多燕，或是風行日本的骨盆操，老婆大人從不甘落居人後，只要為了瘦身，說什麼也要「參一腳」，實現體態窈窕的目標。

但不只是我老婆，任何一位現代人都會認同「肥胖」為萬病之源，於是和「瘦身」相關的產業及其相關的食品、專書，甚至是藥品，無不充斥市面，而且這種風潮更是日益盛行。

什麼叫「肥胖」(obesity)？從二、三十年前就有一些指數想來定義它，但總是眾說紛紜，直到最近這十年，ＢＭＩ（Body Mass Index，即身體質量指數）逐漸穩居主流，成了大家可以接受的最大公約數。根據其定義，ＢＭＩ是體重（公斤）除上身高（公尺）的平方所得到的數值，目前以ＢＭＩ大於二十五為過重，而超過三十才稱之肥胖。

BMI不是什麼新鮮的玩意，我想只是科學家為了定義肥胖，從過去的歷史裡翻箱倒櫃找出來的。它其實應該正名為「Quetelet Index」，是十九世紀的比利時人阿道夫・凱特勒（Adolphe Quetelet）所發明。但凱特勒當初創造了這個指數的目的不是為了定義「肥胖」，而是為了找出法國和蘇格蘭的軍隊中「身材平均的人」，看大多數人是落在哪一個範圍內——相信這一定超出你原始的想像。

所以，在前文提到所謂「肥胖」的問題時，我們可以將它視為是現代的產物，尤其是在一九六〇年代後，肥胖引發的種種「罪惡」才廣為人們所認知，而「瘦身」才開始逐漸風行起來。

根據歷史學家的研究，人類漫長的歷史中其實一直都將「肥胖」視為美好的象徵，而「obesity」一詞，是直到十七世紀才在英文的用法中出現，而一開始還只用在那些真的肥得不像話的人身上。

歷史學家的論點不是沒有依據，因為人類文明的演進史，其實就是為了找尋食物而活命的歷史。在史前時代，吃了同樣分量的食物卻能夠比較「有肉」的人，自然就會令周遭的人感到羨慕，尤其是女性能有這樣的形象，便被視為多產的象徵。在奧地利出土的舊石器時代的人偶雕刻「Venus of Willendorf」（維倫多爾夫的維納斯，

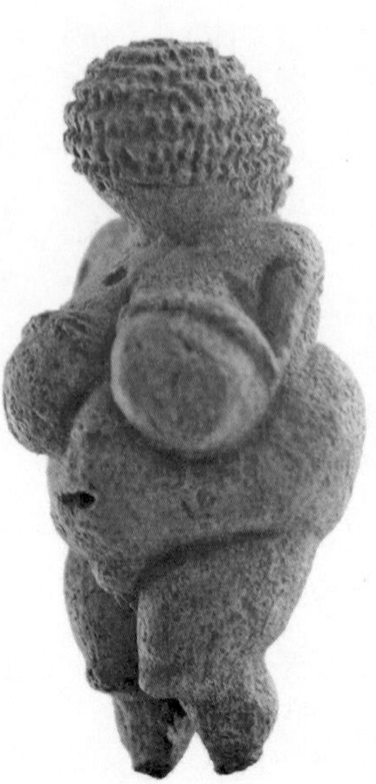

圖片出處｜http://en.wikipedia.org/wiki/Venus_of_Willendorf

如圖）就可以說明這個概念。

「維倫多爾夫的維納斯」刻劃出一位十分臃腫的女性，圓滾滾的身材，配上兩個巨大下垂的乳房，還有水桶肚，但卻是當時人類羨慕的身材——因為大家都吃不飽，更奢言胖起來。

如同一九九三年諾貝爾經濟學獎得主福格(Robert Fogel)所提出的，人類在十八世紀之後，由於農業技術提升，才逐漸脫離食物不足的窘境；直到二十世紀初期，質與量都足夠的糧食供給改善了人類的生活，才讓「羨慕發福」的心態逐漸改變為「注意健康」。

當然這幾千年的歷史，並非人人都認為「肥胖」是好的，例如，醫學之父希波克拉底(Hippocrates)就認為「過胖」是虛弱的象徵，他以斯巴達(Sparta)為代表，讚揚他們每天固定健身運動以保持良好的體態，甚至放逐過胖的男人作為懲戒；而著名哲人蘇格拉底，更是每天早上跳舞，讓身形維持優雅，不致肥胖。

有關肥胖會造成不好的身體狀況的醫學論述，大抵由十八世紀的威廉．卡倫 (William Cullen) 開始。他指出，過胖會使人容易疲累，提高痛風的可能，嚴重的還有呼吸困難，只是到底體重多少算「肥胖」，他卻拿不出標準。即使到了二十世紀，內科學大師威廉．奧斯勒 (William Osler) 在其所著的《醫學的準則與實務》(*The Principles and Practice of Medicine*) 中，提出「肥胖是因過度飲食的關係，只比酗酒好一點而已」的說法，卻還是說不出真正不好的原因與為何不健康的道理。

在「羨慕發福」的一般心態與「肥胖是禍首」的認知戰爭之中，真正提出科學證據的，是一九二〇年代美國大都會保險公司的副總裁都柏林 (Dublin)，他整理保險公司理賠的資料，正確指出體重愈重，造成的死亡率愈高，只可惜所引發的後續研究卻不是讓醫師去了解肥胖對病患多麼不好，反而是讓精神科醫師提出了神經性暴食症 (bulimia nervosa) 及神經性厭食症 (anorexia nervosa) 兩種有關精神科的疾病。

而現在的我們將肥胖視為疾病的一部分，大抵是從一九六〇年代以後產生的觀念，所以每隔一段時間就會有新玩意提出來，什麼ＢＭＩ指數、代謝症候群等等，並非像其他醫學研究是累積一段非常長的時間才有成果。

因此，我可以斷定在未來的世界一定又會有新的量表出爐，告訴人們什麼才是真正的標準體重、肥胖和什麼疾病與危險因子有正相關……當然萬中選一，最適合人體使用的「減肥藥」，也會陸續挾著新的研究成果出現。

王莽的解剖秀

——王莽將造反者肢解，挖出五臟，測量血管經脈，說這樣可以獲得治病的知識。

西元一世紀左右，醫師蓋倫在羅馬這座城市開始了他醫療的「演藝事業」，因為博得皇帝的信任，讓他的醫學著作可以流傳千年，被接下來的醫師奉為圭臬，直到文藝復興時期才逐漸打破其獨尊的局面。

為什麼我要說他在羅馬的醫療行為是「演藝事業」呢？因為在那個群雄環伺、醫師們競爭很激烈的地方，醫術只是能夠立足的基本條件，想要成為一位真正的名醫，那就非得有些驚世駭俗的舉動。

蓋倫除了替某些王公貴族醫好了疑難雜症之外，最為羅馬人所津津樂道的，是他執行了幾場「活體解剖秀」。由於當時羅馬帝國明定不得解剖人體，所以蓋倫表演的解剖秀是以動物為主，根據他自己的著作記載，使用於解剖的動物琳瑯滿目，有山羊、牛、豬、猴、貓、犬……等等，他甚至還解剖過兩隻大象。但血淋淋的表演並不能滿足羅馬人嗜血的喜好，有時還得利用不為人知的祕密來震懾住觀眾。

為了達到上述的目的，蓋倫用活體解剖豬隻來取悅觀眾。因為發出尖銳的叫聲需要健全的「喉返神經」，所以蓋倫設計了一種特殊的鈎子，當他切開豬隻的胸膛時，由於疼痛造成豬哇哇大叫，蓋倫便優雅地用此一特殊的器材，伸進豬隻胸膛內，挑斷喉返神經，使得豬隻由哀嚎變成發不出聲音，因而獲得了滿堂彩。

解剖動物的經驗增加，讓蓋倫得到廣博的解剖學知識，但由於無法解剖人體，他只能用猴子的身體構造套用在人的身上，使得他的解剖教科書難免有錯誤。其中最有名的錯誤就是猴子身上並沒有闌尾，以至於在他的解剖書中也看不到闌尾，直到文藝復興時代才被達文西修正；之後在一五二二年，義大利外科教授貝倫加爾・卡布斯(Berengarius Carpus)終於第一次描述了「闌尾」的構造。（詳見拙著《鐵與血之歌》中「人魚線」一文。）

之所以提到上述蓋倫解剖秀的歷史，是因為幾乎在同一時期，中國也發生了一件人體解剖事件，史書上雖然只有寥寥數語，卻讓學者為它引發了不少論戰。

《漢書．王莽傳》裡面記載了一段故事：

「翟義黨王孫慶捕得，莽使太醫、尚方與巧屠共刳剝之，量度五臧，以竹筳導其脈，知其終始，云可以治病。」

原來王莽篡漢後，在西元七年，東郡太守翟義造反，結果兵敗被殺，全家老小都沒被放過，連祖先屍骨也逃不過。其軍師王孫慶於九年後被捕，王莽竟以「治病」之名，夥同太醫、尚方（掌管醫藥之官）、巧屠（大抵是技藝良好的庖丁）將其活體解剖，挖出五臟加以測量，再用削尖的竹刺刺入血管以檢視經脈。

這段歷史的解說並無後續，卻引起很多歷史學者注目，投入研究之後竟產生兩種相反的意見：一派認為王莽解剖了王孫慶的屍體，確實有功於醫學，推論解剖學是中國一門「古已有之」的學問；另一派是由日本人山田慶兒所提的假說，認為中醫裡〈骨度〉、〈脈度〉、〈平人絕穀〉等篇章和人體解剖有關，因此推論王莽時有一門精於解剖的「伯高派」。

我在中研院院士李建民教授的著作〈王莽與王孫慶〉一文中，看到了上述這段紀錄。以外科醫師的觀點來看，這些學者們似乎都小題大做了。從王莽的性格來說，殺了王孫慶並無法平息其心頭大恨，造反主謀翟義在王孫慶之前已死，史書記載是被肢解，你認為王孫慶可以身免嗎？所以他被判死刑是不夠的，在王孫慶死後，以增進醫學知識之名，凌辱及分解他的遺體，才是王莽這個假道學最想做的事。再者，他對於王孫慶所做出的「令人髮指」的行為並非首例，先前他聽說甄尋手臂有「天子」的紋理，便叫人肢解其臂來研究；又懷疑董賢詐死，遂挖掘出董賢之屍骨來檢驗；又發明火燒之刑，將陳良等人活活烤死，做足讓人「心生畏懼」的行為，我想是意欲穩定篡漢後心中不安的情緒吧？

因此，王莽解剖王孫慶，若說為增進治病的知識是「掛羊頭賣狗肉」，懲處反對他主政的「萬惡之徒」，而用「治病」的糖衣包裝，才是他的主要目的。類似這種罪犯，西方社會則在文藝復興之後，也出現由教皇下令對其遺體加以毀壞、凌辱的行為。

前面談到的兩則故事，是我在研讀醫學史料時，偶然查出它們是發生在同一時代的故事。蓋倫以解剖動物為樂，透過不斷犧牲動物的生命，累積解剖的知識；而王莽以篡國之君，假學術之名破壞仇敵的屍首。到底誰比較殘忍呢？我想是無法比較的，畢竟一邊是動物，一邊是人，但蓋倫的解剖知識至少給了人們很多正確的觀念，而王莽的行為至今在中醫學的演進裡似乎還沒有定論。

因為醫師而起的暴動

——一句玩笑話，讓紐約全城陷入難以平息的動亂。

近來我們常在新聞上會看到急診室暴力事件，情緒激動的病患或家屬因情不自禁而毆打醫護人員；抑或是看到醫療糾紛導致家屬召集大批人力到醫院灑冥紙、抬棺抗議，甚至是包圍醫院，造成一時緊張的醫病關係。這些脫序的行為看起來或讓人心生警惕，或讓人鄙夷其行為野蠻，但是和醫療史上發生的某些類似事件比起來，還算是小兒科。底下談到的一件群眾暴力事件，應該會讓讀者們大開眼界。

故事的時間、地點發生在一七八八年四月十三日的紐約，當時在紐約醫院的解剖教室有一位「白目」的醫學院學生約翰．希克斯（John Hicks），可能是當時研究解剖太無聊了，於是他拿著一隻女性的手臂，對著正在樓下嬉戲的小孩高聲說道：「喂，這是你媽媽的手臂，我們剛從她的墳墓挖出來的。」

沒想到這句玩笑話，剛好觸動小男孩心中的痛，他的母親剛剛才去世，而且也下葬沒多久。於是他哭著回家，向父親說出這可怕的消息，結果一行人到了墓地一看，不得了了，母親的遺體真的被盜走了。

我相信，這是「瞎貓碰上死耗子」的玩笑話。只不過這希克斯的行為挑動了當地居民長久以來的憤怒。當時紐約醫院教授解剖學的醫師叫李察．貝利（Richard Bayley），是一位在英格蘭受訓之後回美國任教的學者，由於英格蘭的醫師所使用的屍體多屬盜墓而得，自然也使得他有此「一技之長」。

對於貝利醫師在醫院裡使用的屍體，早就讓紐約的居民懷疑其來源，只是一直苦無證據，找不到他盜墓的把柄，如今希克斯的一句玩笑話，雖然不見得是真的，但也因此聚集了一批暴民，攻進了紐約醫院解剖教室。

暴民闖進教室之前，已有不少師生聞風而逃，但是有一位老師和四位高年級學生因為要保護多年來收集不易的解剖樣品，想帶著它們去別處藏匿，卻因此逃避不及，被暴民抓去遊街示眾。

此時的解剖教室裡，桌上還有些血淋淋的新鮮肢體被留下，看到這幕光景的民眾心中很是悲痛，所以在破壞教室設施後，也將這些遺留在教室裡的人體組織一併帶走，找了適當的地方埋起來，算是對死者的尊敬。

至於那些被抓到的老師與學生們，被將近二千名民眾拉著在街上遊行。此時，紐約市長詹姆士．杜恩（James Duane）聞風而至，說服了那些氣憤難消的民眾，將那五個師生送至監獄裡，企圖一方面平息民眾的怒氣，一方面保護這些師生的安全。

沒有料到，人群並未因此散去，依舊在全城裡搜索，想將紐約醫院其他的醫師與學生找出來，發洩他們所蓄積的怒氣。尤其那位叫做希克斯的醫學院學生，更被視為惡貫滿盈的通緝犯。只是民眾一時未能如願，但不死心的他們依然不散去，竟然隔天聚集在監獄外，向官方要人，希望官方給一個公道。

紐約州的州長驚覺事態嚴重，於是暗中召集了部隊，希望盡早控制這場紛爭。但此舉無異是火上加油，看到軍隊出現，群眾有人向他們投擲石塊，忍不住的士兵終於開火，結果造成了至少三人死亡、二十多人受傷，而且受傷的人有不少在之後因傷口感染而過世。

四月十五日，整個場面才控制住，但紐約城的秩序還是需要軍隊巡邏來維持。可以想見，民眾對於醫師的怒火仍未熄滅，但為了讓生病、受傷的人有接受治療的機會，只好暫時忍住了怒氣。

紐約州議會在隔年回應了民眾的訴求，明令掘墓的人將受到鞭刑、罰款，甚至坐牢，而且學習英國人的做法，規定死刑犯在死後必須交由外科醫師，當成教學解剖之用。不過所遇到的問題和英格蘭一樣，可用的屍體數量畢竟稀少，加上保存不易，表面上盜屍的事件變少了，但實際上這些盜墓者變得更專業化與集團化。直到接近二十世紀，屍體保存方法大幅改良，加上盜屍無利可圖，這些令人髮指的行為才宣告終結。

看我說完的故事，相信讀者可以深刻了解到醫學研究不可避免的殘忍，如果沒有法治與科技作為支撐，只要有利可圖，人性還是會顯示脆弱的一面。同理可證，就像我最前面提到的暴力與糾紛，要是法治不張，或是家屬覺得恐嚇醫師有利可圖，那些相關報導一定還會在我們的報章雜誌中像鬼魅一樣揮之不去。

有趣的解剖學名詞

——剖開東、西文化的差異，往往難以親近的事物就會變得簡單。

當初在醫學院求學的時候，深感人體解剖學 (human anatomy) 是一門相當艱澀的學問，除了要了解各部位組織的結構之外，更要記住那些詰屈聱牙的專有名詞，對腦力來說是非常大的負擔，心裡也常有一些疑問，難道沒有什麼方便的記憶方法來記住那些惱人的專有名詞嗎？

直到我研究醫學的發展歷史之後，才發現我會覺得那些專有名詞難懂的最大原因，可能來自東、西文化背景的差異，這種差異往往讓簡單的事物變得難以親近，不過說破了這層關係，或許人體解剖學就可以生動多了。底下幾個有趣的例子，可以讓讀者們了解我的想法。

第一個有關解剖的名詞是「muscle」，中文翻譯為「肌肉組織」，在尚未說明它的出處時，我想先說一段小故事。

記得在兒子很小的時候，我曾經陪他們看卡通「大力水手」，當主角卜派吃了菠菜罐頭之後，他的肌肉會變得很強壯，尤其他的手臂打彎時，上臂的「二頭肌」會像小山一樣鼓起來，而這樣的畫面常是我們父子之間嬉戲的靈感。人的手臂伸直時，二頭肌是不明顯的，可是當手臂一彎曲，它就有如「老鼠」在皮膚下游走，而讓上臂凸出一包類似饅頭的形狀。所以，我經常與兒子之間玩的遊戲，就是讓他們在我手臂伸直與彎曲之間去抓住我上臂浮動的二頭肌，而我們對此的暱稱就是「抓小老鼠」。

看到這裡，你可能已經猜出「muscle」這個字的來源，它原來就是從拉丁文的「mus」而來，其意思等同於英文的「mouse」（老鼠）——或許解剖學家在創造這個字的時候，可能也是和我一樣，跟小孩玩著自己上臂的二頭肌，把它當成「小老鼠」而得到靈感。

另外值得一提的是，英文裡和「muscle」發音相同的是「mussel」，就是知名的美食「淡菜」，它是貽貝身上的肉，至於為何叫「mussel」呢？據信也是來自老鼠，因淡菜的殼張開時，讓人想到了「老鼠的耳朵」。

第二個有趣的解剖學名詞是左心房和左心室之間的「mitral valve」（二尖瓣）。它在結構上是兩片瓣膜，看起來是兩邊稍高而中間低，故翻譯成二尖瓣，是直接就其形狀來陳述。另外也有人翻譯成「僧帽瓣」，一開始我有些不解，因為在中國人的宗教觀裡，僧人多半是光頭，偶爾才戴起帽子，感覺僧帽並沒有和二尖瓣的形狀搭上邊，直到知道了「mitral」的含意，才真正了解其中的意義。

原來這「mitral」字源來自「bishop's mitre」（主教的帽子，如圖一）。主教在正式聚會裡，都會戴上這種前後拔尖的帽子，而解剖學家在切開心臟看到二尖瓣時，大概就憶起了這種主教所戴的帽子，自然就將二尖瓣稱為「mitral valve」。不過中文的翻譯者聯想力豐富，把僧侶和主教歸成一類，我猜可能是因「濟公活佛」的僧帽形狀和主教所戴的相似，而且二者都是「方外之人」，才有此聯想吧。

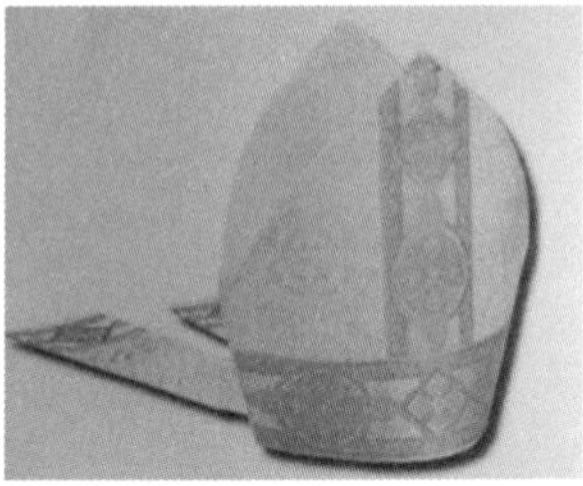

圖一．出處｜http://www.deaconsil.com/catalog/product230.html

最後談到的是「molar」（臼齒），它的功能在口腔中形同是「石磨」，負責把食物碾碎，以利後續的腸胃道消化。不過「molar」這個字來源並不是英文，而是源自古羅馬帝國時代的器具，拉丁文叫做「mola」，是一種石磨（如圖二），雖然它和中國常見的石磨形狀有點出入，不過功能相同，其外觀也和人類的臼齒相仿。

簡單談了三個解剖學專有名詞，不要說是讀者，就連我自己也覺得十分有趣。在學生時代死背這些專有名詞時，必須要反覆背誦，才有機會將它們留在腦袋瓜內，如果當時教授們能花點時間說說這些小故事，或許可以提起我們的興趣，增加了熟記的機會，而不會把解剖學視為畏途，當成是枯燥無味的學科啊——要知道這些小故事都是打破文化隔閡的鑰匙，增進記憶的捷徑。

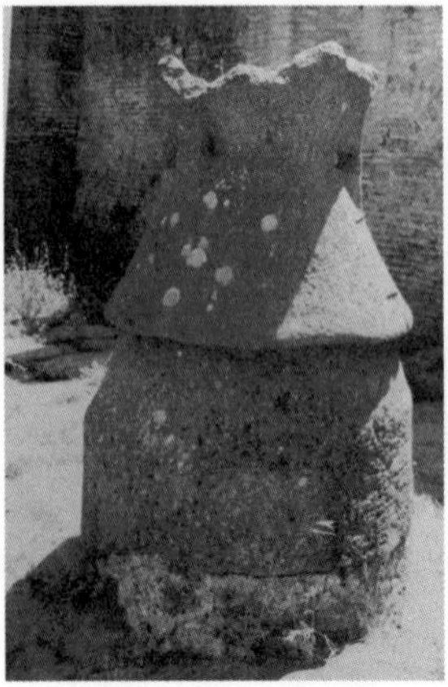

圖二・出處｜http://docmo.hubpages.com/hub/Every-Organ-Tells-a-Story-4-A-History-of-Anatomical-Terms

泥菩薩過江自身難保

——醫師啊，治好你自己吧！

最近這幾年常常會看到報章雜誌上有人撰文，提出醫界一個令人憂心忡忡的問題，那就是醫師的執業環境愈來愈差，造成「五大皆空」的現象。

所謂「五大皆空」是指現今許多醫師紛紛棄守內、外、婦、兒、急診等五大風險的科別，進而搶攻醫美或是「五官科」（眼、牙、皮膚、耳鼻喉）。這是因為前者行醫風險很高，且收入並沒有隨之增加，相反地，後者不僅工作較為輕鬆，更可以讓該科別的醫師荷包滿滿。

但是，我覺得還有一個很重要的因素讓局面變得更複雜，那就是上述五大「艱困」科別所治療的對象多屬狀況較棘手的患者，較容易出現對治療結果不滿意的情況，患者或家屬在激動之餘往往會利用媒體或是訴諸公堂，欲置那些曾經讓他們卑躬屈膝的醫師於死地。

我並不是危言聳聽，這樣說是有事實根據的。依據陽明大學公共衛生研究所楊秀儀博士與劉邦揚碩士的統計報告，全世界「犯罪率」最高的醫學界就在臺灣。他們倆統計了從二〇〇一年一月一日起，至二〇〇八年六月三十日為止的資料，發現這段期間臺灣地方法院共計有三一二位醫師被告，其中八十位醫師被判有罪，「有罪率」竟高達二十五・六%，相較於其他國家是高得嚇人。

醫師從備受尊敬的「活菩薩」，到人人喊打的罪犯，用「情何以堪」都不足以形容醫師的心情與處境，因此，如何在救人之前自救、自保，是醫師必須面對的重要課題。

談到這裡，讓我想起了西方的一句諺語：「Physician, heal thyself.」——如果按照字面來翻譯是：「醫師啊，治好你自己吧！」任教於東吳大學的呂建忠先生將它翻譯成：「泥菩薩過江，自身難保。」更讓我覺得心有戚戚焉。

「Physician, heal thyself.」這句俗諺早在希臘羅馬時代就有了，其拉丁原文是「Medice, cura te ipsum」，對於虔誠的基督徒來說一定不陌生，因為在《新約聖經》的「路加福音」第四章第二十三節，耶穌就曾經引用了這句俗語。

希臘羅馬時代為何會有這樣的俗語？羅馬時代的政治家與雄辯家西塞羅 (Cicero) 在致友人書中，就提到了這麼一段生動敘述：

「不要學那些壞醫師，他們對於別人的病口口聲聲醫學知識，卻治不了自己！」

為何當時社會的氛圍對醫師如此的不信任？答案其實相當簡單，因為那時候的醫學知識大多天馬行空，沒有多少理論基礎可以經得起反覆考驗，被稱之為好醫師的人是鳳毛麟角，生病真的被醫師治好的情況，自然不若今日科學昌明的時代常見，普羅大眾對於「一般」醫師的不信任是非常合理的。

但是經過這一、兩千年的進步，醫師對民眾健康的照顧愈形重要，可是這種重要性卻因為「消費者」意識的抬頭，逐漸把「醫療行為」和「商品消費」等同視之。對於那些沒有「病識感」、只以「結果論」來評判醫師好壞的民眾來說，若醫療作為中有任何閃失，原來應該被視為「救命恩人」的醫師，自然要當成是十惡不赦的「罪犯」。

所以，風行於兩千年前古希臘羅馬帝國時代的俗語——「Physician, heal thyself.」被呂健忠先生解釋為「泥菩薩過江，自身難保」，可算是幽臺灣所有的醫師一默：兩千年前，無法自保是醫師自己的醫術不行，得不到患者的信任；而現在的醫師，即使醫術較二千年前進步了，卻遲早得為醫療結果的不確定性做好「防衛性醫療」的打算。

第三單元——野蠻與文明的一線之隔

孩子變了樣

——關鍵詞：孕婦、胎教、兔唇、象人、先天性畸形

常聽到不少人提倡「胎教」的重要性，甚至是出書指導婦女在懷孕期間多聽音樂、多看書，保持愉快的心情，進而變化自己的氣質，就能產下健康、有活力而且溫順的寶寶。很多人受到這種觀念的影響，開始會有「不正常的期待」，像我的同事那位懷孕的老婆就在房間內掛滿某個「花美男」偶像的海報，希望自己的小孩將來能夠有如同該位偶像的帥氣容貌。

但是這種「胎教」的想法與概念，老實說並沒有什麼科學依據，而是植基於西方古老觀念的傳承，且這種信念還一直保留到二十世紀初的醫學界。

先以「顎裂」這個俗稱「兔唇」的先天性畸形來說。它為何叫做「兔唇」？這是來自很早的錯誤觀念，在十六世紀博學多聞的瑞典主教奧拉烏斯·馬格瑙斯 (Olaus Magnus) 的著作中，就有如下的敘述：

「有一種孕婦常遭遇的不幸，就是不該吃兔肉、或是從兔子的頭上跳過，她們可能產下有兔嘴 (hare mouth) 的寶寶。」

這種因為「孕婦的印象」(maternal impression) 而導致畸形的觀念，很早就左右西方產科界，所以底下幾件有趣的事件，就常被歷史學家拿出來討論。

第一件事發生在十三世紀的羅馬，某達官顯要的老婆生下了畸形兒——身上有未退化的毛且手足變形。參與會診的醫師推論，可能是產婦在她的臥室掛了太多有關「熊」的壁畫或裝飾，才造成了這個悲慘的後果。為了怕有相同的畸形兒產下，當時的教皇馬丁四世 (Martin IV) 下令，羅馬城內有關「熊」的雕像或油畫都要移除或破壞掉。

第二件有趣的事發生在十七世紀的丹麥，當時發現人類淋巴系統的名醫湯瑪斯．巴托林 (Thomas Bartholin)，觀察到有產婦生了一個「貓頭」的畸形嬰兒，仔細詢問病史時，孕婦憶起曾經有一隻貓咪從床底竄出而嚇了她一大跳——產下畸形兒的原因不言可喻。湯瑪斯．巴托林這個重要的發現，深深觸動當時丹麥國王腓特烈四世 (Frederick IV) 心底的恐懼，還因此蓋了一間收療全國肢體殘障人民的療養院，目的卻不是要救治這些有殘疾的人士，而是不希望懷孕的婦女看到他們，以避免生下一樣的嬰兒。

受到這種觀念的影響，連十八世紀德國一件有關「通姦」的法律訴訟案件也變得十分精彩。一位與黑人結婚的白人婦女，因為生下了皮膚白皙的嬰兒，被丈夫一狀告上法庭，控訴其妻與不知名人士做了「不可告人」之事。被告的婦女當然極力為自己脫罪，辯稱是一幅掛在她公寓的白人男子畫像所致，她向法官陳述自己是多麼仰慕畫中男子的容貌，每天都會花不少時間凝視那位「美男子」。當然法官沒有聽信她的鬼話，最後還是以通姦罪將她起訴，算是對「孕婦的印象」這個觀念的不信任，只不過這在當時的社會算是「特例」，因為上述的觀念還是如鬼魅般影響著人們與醫界，即使到了十九世紀末、二十世紀初，醫學期刊與教科書都還充斥這種案件分析。

例如，在一八八〇年代的歐洲醫學期刊，就曾報導了擠牛奶被牛踢到頭的孕婦產下「牛頭」的畸形嬰兒；還有某農夫抓到了一隻野兔，童心未泯地從乾草堆中將牠拋了出去，而此時大腹便便的太太正在一旁，結果小孩出生後，這位農夫再也無法笑出聲來，因為嬰兒臉上有坨「肉球」，上面長滿了類似兔子的皮毛。

知名的期刊都充斥著上述離奇的病例報告，那教科書裡的論述有所偏差也就不足為奇了。像是在一九〇三年的《美國產科教科書》(*American Textbook of Obstetrics*)，就奉行「孕婦的印象」的觀念，認為英國的「象人」（即 Joseph Merrick，電影《象人》的主角）及美國烏龜人（因為背上長滿黑色素神經瘤，狀似龜殼）形成的原因，就是大家「熟悉的畸形原因」——雖然沒有說出孕婦去看大象或烏龜，卻已經繞個彎，把責任都推給了不小心的媽媽。

看了這麼多「有趣」的畸形嬰兒的故事，希望不要嚇壞準備懷孕的婦女，或者正在培養氣質，期待有「胎教」之功的孕婦。雖然我並非「孕婦的印象」的信徒，但我相信「心誠則靈」，只要有心栽培小孩，《四書》裡講的「雖不中亦不遠矣」，應該還可以適用吧！

月事禁忌何其多

——關鍵詞：月經、宗教、種族、歧視、禁忌、月事小屋

過年去宮廟拜拜，是臺灣人新年重要的例行工作，我也不免俗陪著家人，拜訪了某坊間盛傳「有靈氣」的宮廟，希望藉由神佛的庇護，讓自己工作平安、家人身體健康，更幫助兒子能順利考取理想的大學。在這段可說是朝聖的參拜過程中，讓我這個平常甚少關注臺灣民俗信仰的門外漢大開了眼界，只見廟裡到處擠滿了舉著幾炷清香、口中唸唸有詞的善男信女，以及牆邊柱上布滿數不清的光明燈、祈福燈，還有為了犯太歲的民眾所舉行的儀式——前述種種幾乎是每間宮廟的「基本場景」，更遑論為了特

定的神佛升天、誕辰、遶境等等慶典而張貼在布告欄的所有提醒。

看了那麼多廟裡的告示，其中一項大剌剌寫在「參拜守則」的規定，讓我覺得很有趣——上面建議「有月事的婦女」，不要入廟內參拜。我用手指了那張守則給老婆大人看，她似乎對這種有點像「原罪」的規定見怪不怪，但身為男性與醫師的我來說，卻覺得這樣毫不掩飾的守則，實在是有那麼點唐突與歧視的色彩在裡面。

「月經」對於育齡婦女同胞而言，是如影隨行的好朋友，幾乎每個月都會定期來造訪。這件事若單純從醫學的角度來看，它只不過是子宮受雌激素分泌增多影響而變厚，以便接受卵巢排出的卵子，為了懷孕做準備；如果卵子沒有受精，雌激素濃度下降，便會導致子宮內膜脫落，而脫落的內膜組織與血液由陰道排出，造成了所謂的月經來潮。這種生殖週期，只有靈長類（包含人類）才叫做月經，其他的哺乳類動物則只能稱做「動情週期」。

由於醫學在早期對於月經來潮的現象無法解釋，因而衍生出很多奇奇怪怪的事情。我在看了上述名剎的參拜守則之後，更在史料中發現，這種對於「月經」奇怪的誤解已行之有年，而且目前還有些地區對月經的觀念仍如習俗一般根深柢固。所以，我將資料消化之後，整理給各位讀者看看，算是增長見聞。

學者納森．貝洛夫斯基（Nathan Belofsky）所著的《詭異的醫學》（*Strange Medicine*）一書，舉出了很多讓人匪夷所思的例子。例如，古希臘人不讓月經來潮的女人任意碰觸東西，因為她們會讓「酒變酸」、「樹結不出果子」，或者使「鐵器生鏽」；醫學始祖希波克拉底更指出，月經來潮的女子若發狂起來，可能是嚴重發炎的關係，如果局面無法掌握可以要求她不斷跳躍，甚至跳進井裡淹死都可以；而英國知名的期刊《英國醫學期刊》在一八七八年刊出的文章中，醫師還在爭論「是否該讓月經來潮的婦女從事以滷水醃漬豬腳」這麼重要的步驟。

另外，在美國紐澤西的費爾里．狄金生大學（Fairleigh Dickinson University）任教的學者葛特曼（Guterman）更整理了許多種族對於月經的禁忌，讓我頓時感到「身為男兒身」的幸運。

葛特曼指出，目前非洲馬利（Mali）的多貢（Dogon）部落，還有印尼的胡歐魯（Huaulu）部落，都規定有月事的婦女必須離開家裡，住到月事小屋（menstrual hut，如圖），避免身上的不潔影響男性日常工作，帶來壞運氣；可笑的是，這些婦女在月經期間並不能免除一般的勞動。

另外，葛特曼也整理了世界幾個宗教有關月事的禁忌，其中猶太教的規定是最嚴苛

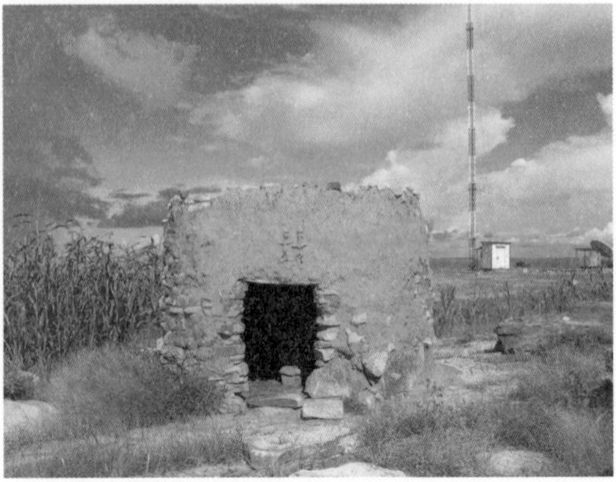

非洲多貢部落的「月事小屋」。
圖片出處｜http://home.isr.umich.edu/releases/study-shows-that-religious-patriarchy-promotes-confidence-about-paternity/

的。在猶太法典《哈拉卡》(*Halakha*)中規定，月事中的女性不可以和男性同坐一張沙發、傳遞食物，或者唱歌給別人聽；在月事結束後，還要浸泡在「浸禮池」(mikveh)後，才可以和人接觸。至於佛教和印度教，雖然也認為月經來潮的婦女不潔，但大抵是以不能參加宗教祭典與進入寺廟參拜為多。而伊斯蘭教並沒有想像中霸道，除了和佛教、印度教有相似的禁忌外，另一個規定就是在月經期間不得與男性交媾。

葛特曼特別指出天主教和猶太教某些觀念是很相近的。所以，早期的聖堂儀式執事人員或神父等職位，不能由女性擔綱，尤其在蘇聯東正教的規範裡，前述的「月事小屋」也是婦女每個月要光臨的地方。

看完這些文獻不由得大發感慨，東、西方的迷信還真是沒有高下前後之分，歷史證明大家都一個樣，對於「凡有月事不能參拜宮廟」的規定，似乎我們還算是小兒科呢！

產翁

——關鍵詞：禁忌、產假、坐月子、生育率、母系社會

老婆大人幫我生了兩個白白胖胖的男嬰，兩次「坐月子」都在酷暑難耐的七、八月之間，不可謂不辛苦。尤其在臺灣坐月子有不少禁忌，例如，坐月子不能洗頭、不能吹風、不能喝涼水及吃涼性食物等等，所以坐月子讓老婆吃足了苦頭，最後連洗個頭也必須偷偷摸摸，以免我母親看到會碎碎唸個沒完。

大抵很多人的觀念都來自前人的傳說，尤其一句：「不坐月子，別看現在沒事，以後就知道了！」讓產婦不得不從——深怕得了所謂的「月子病」，到了年紀大了之後，想後悔也來不及了。

事實上真的是這樣嗎？

依據中醫師陳潮宗先生的考證，「坐月子」的觀念最早可以追溯到《禮記》的〈內則〉篇，稱之為「月內」，見諸文字已有兩千多年的歷史，但我相信其流傳的時間應該還要更久。依照社會學的觀點，這是屬於產後必須有的儀式行為，是協助產婦順利渡過人生的轉折，正因為嬰兒的出生讓生活有所改變，從人妻變人母，從外人到家人，「坐

月子」的儀式可使產婦有較高的地位，使周邊的人願意為她付出，產婦也趁此機會發洩累積不平的情緒，消除長期的積勞。

為何到後來產生了那麼多禁忌？以醫師的角度來看，可能是以前醫療照顧不足，造成嬰兒或產婦有較高的死亡率，因此造就一些似是而非的觀念。

例如，孕婦在生產後可能因為消毒工作沒有做好，細菌進入骨盆腔而導致發炎，出現發燒的症狀，但由於古時候並沒有「細菌感染」的概念，所以會以為產婦是得了「傷風」或者「受涼」。為了避免前述狀況發生，便要求她們最好能足不出戶，不要洗頭、碰水，以及吃涼性食物。

「坐月子」的種種禁忌，並沒有因為現今醫療進步而有相當的修正，它仍是非常重要，甚至還帶著些許「迷信」的觀念。相對於西方社會在產婦分娩以後，護士往往就會提供冷飲以消除其生產過程的疲累並補充水分，而且在生產當天產婦就被允許洗澡，甚至會被逼著下床運動，真是大相逕庭。

西方社會對產婦這樣的對待，是因為剛分娩完這時體內血液處於容易凝固的狀態，長時間「脫水」與「靜臥不動」可能會產生下肢靜脈血栓，如果血栓不幸隨著血液流到肺部，甚至會導致「肺栓塞」猝死，難以搶救。本人就曾經替兩位有上述病況的產婦裝上葉克膜「續命」，雖然救活了，過程卻十分艱辛。

所謂「old habits die hard」，要現今臺灣的社會全盤接受西方社會「產後照顧」的觀念，是有些困難，但為了搶救日漸低靡的生育率，我覺得政府應該除了讓產婦有坐月子假外，也要讓她們的丈夫有「產翁假」。

「產翁」源自一種原始習俗，人類學或民族學的研究中發現，有些部族在妻子生產期間，其丈夫會模擬妻子分娩、或在分娩後裝扮成產婦抱子，代替妻子「坐月子」，而真正的產婦則出外幹活，並且為臥床「坐月子」的丈夫準備飲食，這樣的丈夫被叫做「產翁」。中研院院士李亦園教授所著的〈說儀式〉一文中，在談到「生命禮儀」這部分時，便以巴西印地安男人為例，有如下的解說：

「其目的（指「產翁」這個習俗）是幫助印地安男人容易通過『為人父』的階段，使之成為健全的有責任義務的社會中堅。他們實際藉著坐月子不能與他人接觸，要遵守許多禁忌一段時間，象徵前此沒有子嗣的階段可以因為這段特殊『空白』的時間，與以後有子嗣、有責任的階段間隔開來，比喻一種新階段的開始。」

有「產翁」習俗的不只巴西印地安人，中國的少數民族，如僮族、傣族，法國與西班牙交界的巴斯克人(Basque)，都有類似的傳統。有人認為這是母系社會殘留的象徵，而這種現象也對中國女性「坐月子」習俗的重要性，打上了一個大問號！

我對男人陪老婆「坐月子」是很贊同的，這樣至少能增加夫妻、父子與母子之間的情感，更重要的是，此舉或許可以增加生育率，以拯救臺灣社會日漸高齡化的問題。

死亡之握

——關鍵詞：御觸、馬英九、國王之病、君權神授、媽祖遶境

總統馬英九先生被某些好事的鄉民整理了一些新聞事件之後，發現和他握手過的人都會慘遭不幸。例如，在二〇一〇年九月總統邀雅虎 (Yahoo) 來臺設立總部，其執行長巴茲 (Carol Bartz) 和他握手後不久便被撤換職務；二〇一一年十二月二十五日，馬總統和星雲法師握手寒暄，結果隔天星雲法師竟二度中風；更有趣的是，在二〇一三年七月獲得溫布頓雙打冠軍的謝淑薇，在獲馬總統接見、握手之後參加的幾項網球賽事，都是鎩羽而歸。於是有人 kuso 馬英九總統，笑稱他的握手是「死亡之握」，並且成立「馬賽傳奇」的網站，專門整理和他握手後所有造成運氣不好的案例。

上述的揶揄，在老一輩臺灣人的傳統經驗裡是一件完全相反、無法類比的事，以前人們認為有錢有勢的人，尤其是高官，身上都帶著貴氣，和他們站在一起，甚至和他們接觸，便可以分到他們身上的福氣，所以若有幸得以和一國之尊的「總統」握手，好運就會跟著來，往後的前途無可限量。

因此，儘管「死亡之握」之說甚囂塵上，但是每到春節，馬總統到馬家庄發紅包時，仍會有民眾大排長龍爭搶，為的就是分得有權勢的人身上所流瀉出的「貴氣」。

事實上，不管東、西方都有這個相同的觀念，甚至在中古世紀，經由統治者的觸摸，還可以把特定的疾病治好，最有名的例子就是「國王之病」(king's evil)。

這個「國王之病」又叫 scrofula，追根究柢就是患者罹患肺結核之後，在頸部造成淋巴結腫塊。在西方的歷史上，雖然是十一世紀的法國國王羅伯特二世 (Robert II) 先開始以御觸 (royal touch) 治病，但是做得較具規模的，是英格蘭國王愛德華一世 (Edward I) 及法國國王菲利浦二世 (Philip II)。

這種以為「皇室的觸摸加持」能夠治病的認知，其實是「君權神授」的概念所得來的穩固性宣示，正因為國王不能被視為常人，他被神賦予統治人民的權利，自然身分高貴，有著如神般的超能力，所以被塑造成會治病的形象一點也不令人意外。

只是根據歷史的記載，某些病患被觸摸之後還真的恢復了健康。於是學者柯瑞利(Currelly)翻查史料，發現這些人能痊癒是有原因的。以受英王愛德華一世剛開始觸摸的患者為例，他們會被安置在吃穿不愁的環境下療養，這些本來貧病交迫的患者，因為生活條件差才感染了肺結核，在脫離了惡劣的環境之後，加上補充了營養，當然有可能回到原來健康的模樣。因此，正確來說應該是環境改善和飲食調養治好了「國王之病」，而非僅僅隨便摸摸就可以。

「御觸」發展到最後，已經不是摸摸寥寥數人就可以顯揚統治者的威信，而是需要特別的典禮和聚會來完成。根據史料記載，英格蘭國王亨利七世(Henry VII)可以一次觸摸一千五百人，而查理二世在一六六〇到一六八二年之間，更觸摸了超過九萬人之譜（如圖）。這種「神力」不只是男性君主的專利，連英國皇后安妮(Anne)也在一七一二年以此方法治療了二百位患者。

由於需要被國王祈福與觸摸的人太多了，於是英格蘭國王亨利四世發明了一種錢幣，稱之為Angel（上面有天使的圖案），由國王加以觸摸過，讓病患可以配戴在身上，達到如同被國王摸過的效果，同時也被當成是護身符。

上述的「御觸」儀式，雖然直到一八二五在法國國王查理十世身上畫下句點，但是

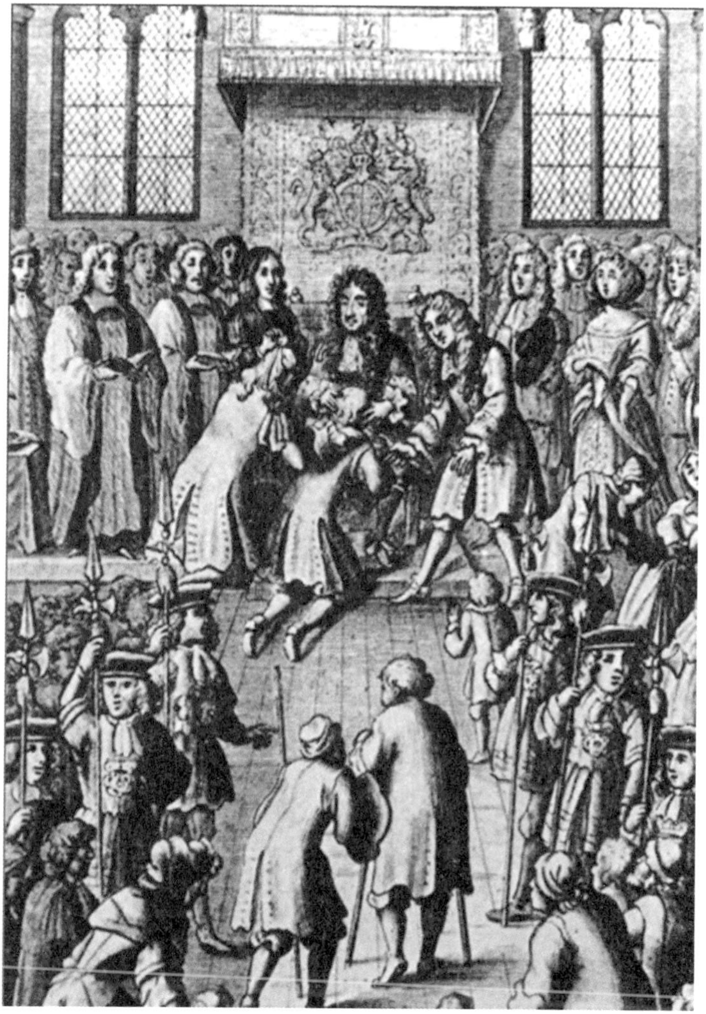

英王查理二世正施行著 royal touch。
圖片出處｜http://the-history-girls.blogspot.tw/2014/11/the-kings-evil-by-y-s-lee.html

在中、西方的生活裡，類似的觀念還存在我們的周遭，如天主教的教宗在出訪其他國家時，總會傳聞有人因為他的觸摸與祝福讓多年的痼疾痊癒；而在臺灣，尤其是媽祖遶境，虔誠的教徒都會躺在地上，希望媽祖神轎在經過他們時能替他們消災解厄，當然其中不乏一些長期受病痛所苦的患者。

我無意挑戰信仰的對錯，只是把這些行為和中古世紀的「御觸」對比，似乎還有那麼點相似之處。

迷信害死人

——關鍵詞：四、迷信、觸霉頭、大關卡、死亡率

行醫已超過二十年，老實說，還真怕在所謂的「大節日」——諸如春節、清明、端午、中秋等等時間的值班，在這些時段裡，如果遇到很棘手的病患，常搞得醫護同仁雞飛狗跳、兵疲馬困。若將這種不好的經驗分享給長輩們聽，幾乎所有人都會異口同聲說上述的節日都屬於大關卡，所以身體不好、氣場較弱的病人很難渡過，容易在那些時

段過世，因此「大節日」不宜接受大手術。

我並非在傳播迷信的觀念，不過仔細想想，在剛剛我提到的那些大關卡，通常是醫院因為放假而人手不足的時間，一旦有稍微難以處理的病患，自然會占去大部分值班的人力，也就會讓當天上班的人有比較「難過」的感覺，最後被繪聲繪影說成「大節日」或「大關卡」，進而落入附和老一輩人的傳統認知——這是我能想到最符合邏輯的說辭，畢竟我手邊沒有臺灣的統計資料，無法驗證自己的推斷是否正確。

不過類似這樣的迷信觀念是否可以驗證呢？我發現在醫學期刊裡，有好幾篇統計資料告訴我想知道的答案。

美國加州大學聖地牙哥分校的社會學家大衛．菲利普（David Philips），二〇〇一年在《英國醫學期刊》上發表了一篇非常有趣的文章，說明了迷信與確切死亡之間的關聯。大衛．菲利普的團隊分析了一九七三年一月到一九九八年十二月，美國四千七百萬人的死亡紀錄，他的研究重點就是要找出華人和日本人是否在「四」這個日子裡，有較高的死亡率——因為中文與日文裡，「四」與「死」的發音相近。

最後的統計資料發現，中、日裔人口中每月四日因心臟病過世的人數比其他的日子高出七％，而若把焦點放在慢性心臟病時，這個數字會上升到十三％，但其他族裔的美國人並沒有這樣的現象。於是大衛．菲利普把這種詭異的情形稱為「巴斯克維爾的獵犬」(The Hound of the Baskervilles)——其典故來自《福爾摩斯》偵探小說裡，一位名叫巴斯克維爾的人物因為迷信獵犬的鬼魂會復仇，在極度的心理壓力下，引起心臟病發作而身亡。

上述的現象是描述迷信的人可能在不經意的情況下「害死」了自己。不過，如果是集體的迷信，是否也可能害死別人呢？學者湯瑪斯．史坎農 (Thomas Scanlon) 的研究，可以為我們解釋其中的可能。

西方的社會普遍認為十三號星期五是相當不吉利的日子，所以湯瑪斯．史坎農和他的同事花了兩年的時間觀察，發現在十三號星期五的倫敦 M25 環城高速公路的車流量比平時少很多，這表示許多駕駛人可能沒有上此高速公路；但接著他們觀察十三號星期五這天醫院求診的類別，包括中毒、自殘及交通事故意外等等，結果發現這一天交通意外事故是真的比較多——在這不吉利的日子裡，竟然激增五十二％。

另外芬蘭研究員西摩．納哈 (Simo Näyhä) 則做了一個規模更大的類似研究。他檢查了一九七一至一九九七年間芬蘭的全國紀錄，這裡面包含了三二四個十三號星期五與一三三九個其他日子的星期五，發現男性交通死亡紀錄中，只有五％和這個不吉利的日子有關，但女性比例則高達三十八%。他把這種意外事件比例的增加，歸因於駕駛人在這個日子心中壓力過大，所以容易出事。因此下了一個滿明顯的結論：迷信真的會害死人。

事實真的如此嗎？也有人提出不同的意見，畢竟把日子不吉利歸為死亡率或意外增加的理由實在是有些牽強，難以讓每個人信服。學者潘尼薩（Panesar）研究香港的資料中就發現，在一九九五到二〇〇〇年之間，每月四、十四、二十四的日子，死亡率並沒有顯著增加，算是給了大衛．菲利普喝倒彩，因為香港的中國人比例較美國的中國人高，照理比例上會更迷信一些。

但不管如何，我想上述的論戰即使有科學的數據來證明，雙方人馬可能都會不以為然，因為「信者恆信，不信者恆不信」，才是造成迷信的精髓所在。以我現在服務的醫院為例，它就沒有「四」樓這個樓層，也沒有編號「四」的病房與病床，就是不想觸病患及家屬的霉頭吧。

英國版竇娥冤

——關鍵詞：謀殺、冤情、絞刑、死而復生、上帝的眷顧

元朝雜劇作家關漢卿，據說曾經在太醫院當過官，但似乎對於醫術不感興趣，反而將所處時代人民的悲慘遭遇寫進戲劇裡，有一篇叫《竇娥冤》的作品，就是他傑出的代表作之一。

竇娥是楚州地方的貧苦女子，父親因為上京趕考，缺少盤纏，就將她賣與蔡婆婆當童養媳，結果不到兩年，蔡家男丁皆因病死亡，只剩下蔡婆婆和竇娥相依為命。

蔡婆婆的鄰居張老兒，夥同自己的兒子張驢兒欺負蔡婆婆和竇娥兩人，脅迫蔡婆婆將竇娥嫁給張驢兒，但是竇娥卻堅決反對。於是張驢兒趁著蔡婆婆病重，竇娥煮羊肚湯給她喝的時候，在裡面下了毒，希望毒死蔡婆婆之後，可以更容易逼迫竇娥就範。

沒想到因蔡婆婆嘔吐，張老兒搶去喝了羊肚湯而一命嗚呼。張驢兒恐事跡敗露，便買通官府，將罪推給了竇娥，竇娥雖受盡百般拷打，卻堅持不承認犯行，而州官索性把心一橫，在她面前毒打了蔡婆婆，終於逼使得她認罪。

竇娥被判了死刑。在臨行前，她向天發誓，要天降大雪讓白雪遮蓋她的屍體，而且

要讓楚州大旱三年，結果她的冤情感動天地，在她行刑的時候是六月大伏天氣，一霎時天昏地暗，果然大雪紛飛，而且接下來楚州跟著大旱三年。

當然，此劇的結尾自然是竇娥父親考試過關，因而能在京城當官，替竇娥平反冤屈，判了殺人凶手張驢兒死刑，而受賄的州官也得到應有的懲罪——後來「六月雪」代表的就是有重大的奇冤發生。

為什麼會談到《竇娥冤》？其實在醫療史的發展上有一位女主角安・葛林（Anne Greene），她的死刑也是獲得很大的關注，只是中、西方的文化不同，故事的發展與結局變成是另一種風貌。

安・葛林是十七世紀住在英國巴頓尖頂（Steeple Barton）的女性，她被家人送到爵士湯瑪斯・里德（Tomas Reade）家裡幫傭，在爵士孫子的引誘下，安・葛林懷孕了，卻因為難產造成胎兒死亡。最後嬰兒的屍體被發現，法官竟以謀殺罪判處安・葛林，她百口莫辯，只能默默承受。

依據當時英國國王頒布的法律，死刑犯在接受絞刑之後，屍體就要送到外科醫師之處接受解剖，算是一種侮辱與懲戒，而安・葛林的死刑，和竇娥一樣，也有戲劇性的發展。與竇娥不同，安・葛林在死前是向天主虔誠禱告，希望祂給予自己公正的審判。接下來行刑時，為讓安・葛林死得快一些，親友們就在絞刑臺下拉著她的腳，希望她快點斷氣，減少痛苦。在絞刑臺待了三十分鐘之後，安・葛林被裝進了棺木，送到外科醫師威廉・佩帝 (William Patty) 家裡，準備進行死刑後的解剖，當時在場幫忙的還有湯瑪斯・威利 (Thomas Willis) 及雷夫・巴瑟斯特 (Ralph Bathurst) 兩位醫師。

就在打開棺木將屍體抬出時，三位醫師忽然覺得安・葛林的喉頭似乎發出聲響，所以暫時放棄解剖的念頭，反而開始檢查她是否還存活。結果他們發現安・葛林還有脈搏，便展開一系列的急救措施，按摩、放血、給予溫熱的飲品，還真的救活了她。

在鬼門關前走一遭，安・葛林幸運地獲得了平反，法官後來採信嬰兒是難產而死，並非遭到她的謀殺。後來安・葛林改嫁他人，根據記載，她還生下了三個小孩，又快樂地生活了十五年。

不過和《竇娥冤》不一樣的是，安・葛林「死而復生」的故事被形容是經過天主的手而達成的，所以在一六五一年出現的版畫（如圖一），重現了她接受絞刑的場面，但卻以「Behold God's Providence」（看見上帝的眷顧）為標題，突顯她能活命是透過主的大能而來；另外她的故事也是傳教者宣教靈感的來源，有人就以詩歌的方式來呈現（如圖二）。

文化不同，對於死刑犯所受的冤屈表達也不一樣。政治不夠清明的古代中國，以「惡有惡報」作為故事的重點；而以宗教領導政治的英國，冤獄的平反還必須透過天主的大能，才可突顯其中的意涵。至於看到故事的人怎麼想，就如同我這篇醫學科普文一樣——「各取所需」了。

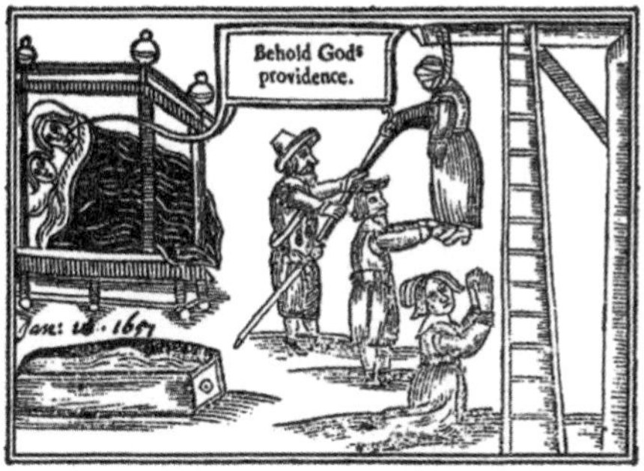
Behold Gods providence.

圖一

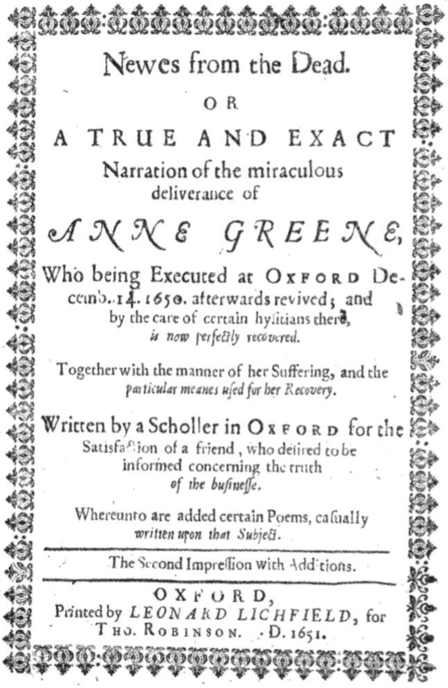

Newes from the Dead.

OR

A TRUE AND EXACT
Narration of the miraculous
deliverance of

ANNE GREENE,

Who being Executed at OXFORD Decemb. 14. 1650. afterwards revived; and by the care of certain Physitians there, is now perfectly recovered.

Together with the manner of her Suffering, and the particular meanes used for her Recovery.

Written by a Scholler in OXFORD for the Satisfaction of a friend, who desired to be informed concerning the truth of the businesse.

Whereunto are added certain Poems, casually written upon that Subject.

The Second Impression with Additions.

OXFORD,
Printed by LEONARD LICHFIELD, for THO. ROBINSON. A.D. 1651.

圖二

圖片出處｜http://en.wikipedia.org/wiki/Anne_Greene

千刀萬剮

——關鍵詞：磔刑、分屍、凌遲、辟邪、袁崇煥

讀大陸著名清史學者閻崇年先生所著《明亡清興六十年》，對書中有關抗清名將袁崇煥最後的下場著實感到唏噓：袁崇煥在崇禎三年（一六三〇年）八月十六日慘遭磔刑，含冤離世。根據張岱的《石匱書後集》中所描述，袁崇煥是：

「於鎮撫司綁發西市，寸寸臠割之。割肉一塊，京師百姓從劊子手爭取，生啖之。劊子亂撲，百姓以錢爭買其肉，頃刻立盡。開膛出其腸胃，百姓群起搶之，得其一節者，和燒酒生齧，血流齒頰間，猶唾地罵不已；拾得其骨者，以刀斧碎磔之。骨肉俱盡，止剩一首傳視九邊。」

文中描述袁崇煥受死刑的慘狀。由劊子手用刑，將他身上的肉一片片地割下，圍觀的百姓有的從劊子手的手中搶到肉就用嘴巴咀嚼，有的花錢買下他的肉；有的爭搶剛開膛取出的腸胃就和著燒酒喝，鮮血從齒頰間流下，還唾罵不停；有的沒有搶到或買到肉卻撿到他的骨頭，就用刀斧敲碎，讓袁崇煥骨肉俱毀。可憐的是，袁崇煥最後只剩一個頭還被傳首九邊。

袁崇煥所受的「磔」刑本來不是用在人身上，是古代祭祀時把祭祀的牲禮肢解的儀式，後來變成對人最慘烈的酷刑，也就是分屍，又解釋做「寸磔」。有一部《六部成語》的書中記錄說，「磔刑」是「碎磔之刑也，俗名剮罪」，也就是俗稱的「千刀萬剮」。行刑的方法各代不同，但具體做法是在刑場立一大木柱綁縛犯人，之後一片一片地割盡受刑人的肉——有人肉被割盡，還未斷氣，心仍在跳動，甚至還有視覺和聽覺。至於凌遲用刀割，割法還有八刀、十六刀、三十二刀、六十四刀、一百二十八刀，甚至於三千六百刀的殘酷方法。

將場景換到同時期的英國，若想將死刑犯如「片魚」一般凌遲至死，在英國會有不同的做法，當然還有無法解釋的迷信。

十七世紀英國有座惡名昭彰的「新門監獄」(Newgate Prison)，在這裡基於皇室的授意，為了達到「殺雞儆猴、降低犯罪率」的目的，每個罪行重大的死刑犯在接受絞刑處死後，法官可以將他死刑後的遺體交由外科醫師實施公開解剖，雖有嚇阻的作用，但也因此造成了三方的「角力」。

第一股力量來自家屬。為了怕心愛的家人死後遭到分屍的侮辱，死刑犯的家屬會雇人搶回遺體；而外科醫師怕得之不易、可以解剖的屍體被搶走，也會暗中買通劊子手以及相關保鑣，讓犯人的屍體可以安全運送到解剖工作室；至於在場的民眾除了抱著看好戲的心情之外，也會一窩蜂爭搶死刑犯身上的東西——即使是小小的一片衣角也好，據說都有辟邪的功能。

死刑犯的遺體被成功解剖後，通常會有如下的命運：首先是顱顏部會被用石膏拓印下來，送給犯罪學家研究顱顏學，觀察他是否符合學者口中的「天生罪犯」的假設；如果解剖死刑犯的外科醫師在大學任教，那犯人的骨頭在去除組織後，會被組成「骨架」成為大學裡公開展示的教學用具；而最後，犯人的皮膚會被鞣製成皮革，除了作為「判決書」的封面之外，有些不肖外科醫師會將多餘的皮製成皮包，許多有錢人還會出高價爭相買來收藏。

更有趣的迷信是在同一時期的德國與荷蘭。由於這些地方的死刑犯是遭斷頭臺處決，有醫師相信那些從犯人斷頭留出的血是治療癲癇最好的藥物，所以在斷頭臺下每每有病患家屬聚集爭奪，不是什麼新鮮事。

談到這裡我也有些嘔心與不適，但我並不是有意嚇唬大家，而是向各位讀者報告，提出東、西方兩個不同的世界，在同時期對於那些「令人髮指」、「惡行重大」的罪犯執行死刑後，處置其屍體的方式異同——兩者唯一相同的是「以牙還牙」的報復式公開行刑，不同的是，「磔刑」在中國是讓罪人屍骨無存，以昭炯戒；而西方的做法則會利用屍體的「剩餘價值」，更有甚者，還將其中部分作為收藏的珍品，說他「遺臭萬年」似乎也不是沒有道理。

東、西兩方的世界誰比較殘忍呢？我想是「五十步笑百步」——大家都一個樣吧！

是殺人，還是救人？

——關鍵詞：毒藥、特效藥、毒害病患、殺人醫生

每次到了選舉的時候，我就頭痛。因為臺灣一旦陷入選舉的氛圍，不論誰都很難不想被它影響，不只是街道上有人不停揮手致意搞得自己不知是否要加以回應，或是有冒失鬼到處發傳單製造無謂的浪費，媒體也會各取所需，努力將選舉相關的資訊塞滿報導的空間，彷彿這段時間只有「選舉」這件事值得關心；更有甚者，許多候選人並不是努力宣揚自己從政的理念和抱負，往往陷於死纏爛打的「鬥爭」泥沼，野蠻一些的，就自降格調，極盡八卦、抹黑之能事，學習扒糞記者，用揭醜甚至是煽情的方式，

想一舉打倒政敵；而文明一點的，就採取「按鈴申告」來對簿公堂，不過到底是告人或被告，恐怕沒有多少選民會去在意。

但是在翻查醫療史的資料時，竟然讓我頭痛的感覺頓時減低不少，而且還很慶幸自己活在現代的文明社會，因為要是把時序往前拉個二千年，那些古代人物對付政敵的方式，可不是耍耍「嘴皮子功夫」而已，囂張的是明目張膽找人刺殺對手，而低調的就在對方的食物或飲水裡下毒——此時，醫師就是最好的「幫凶」或「保護者」。

上述說明看起來可能有些危言聳聽，不過我若將一些歷史故事提出來，相信會改變你心中的成見。例如，西方的醫學之父希波克拉底在他著名的誓詞裡，就有一段曖昧的敘述：

「余願盡己之能力與判斷力所及，恪守為病家謀福之信條，並避免一切墮落害人之惡行。余必不以毒物藥品與他人，並不作此項之指導，雖人請求必不與之……」

由上面的誓詞就可以推敲，早在古希臘羅馬時代，「用毒藥殺人」是很普遍的手法，自然身為救人的醫師不管是否牽涉其中，至少應該修習「解毒」的技能，同時也不容否認，可能有不肖醫師就是因「善於使毒」而招徠客戶，只是礙於身分敏感，沒人敢以此揚名於世，落得千古惡名。

所以很多人的政敵暴斃，「醫師」應該就是幕後的那一隻黑手。

上述的論點可不是我胡言亂語，美國愛荷華大學的吉布森（Gibson）教授有一篇專文叫〈古希臘羅馬醫師的修辭學教育〉(*Doctors in Ancient Greek and Roman Rhetorical Education*)，其中赤裸裸揭露這時期的醫師在談吐上的訓練，並不是為了與病患交流，讓應對進退有所依據，而是為了在法庭上辯護，使自己在陷入「毒害病患」的法律案件時能夠順利脫身。這也無怪乎古羅馬帝國時的雄辯家西塞羅在演講時痛批，經由下毒而致人於死的謀殺案比例實在太高了。

歷史上醫師牽涉下毒最有名的案子是羅馬皇帝克勞狄烏斯（Claudius）的猝死案。根據塔西佗（Tacitus）的《編年史》(*Annals*) 記載，克勞狄烏斯是在吃了皇后阿格里披娜 (Agrippina) 所準備他最愛吃的菇類料理晚餐後，當天就一命嗚呼。不過最後給他致命一擊的，則是御醫色諾芬（Xenophon）放到皇帝喉嚨裡的那支沾滿毒藥的羽毛管。

畢竟自己身為救人的醫師，不想在「用毒殺人」這題目著墨太多，只好拿一些有趣的故事和大家分享。然而在翻查這些史料時，我發現當初幾種惡名昭彰的毒物，如今還陰魂不散，存在現在的處方中。例如，顛茄（belladonna）是一種有毒植物，一顆莓果就足以使人喪命，羅馬帝國皇帝奧古斯都（Augustus）的妻子莉薇婭（Livia），就曾經狡猾地將顛茄毒汁塗抹在皇帝私人花園的無花果盆栽，想要神不知鬼不覺毒死皇帝；但顛茄的主要成分「莨菪鹼」(hyoscyamine) 所製造的藥品 Buscopan，卻是現今治療胃痙攣、輸尿管結石引起的絞痛，還有腹瀉等病症的第一線藥物。另外，早期統治歐洲北部的厄勃隆尼斯 (Eburones) 部落的領導人卡度弗克斯 (Catuvolcus)，最終自裁所用的毒品就是從紫杉 (yew) 提煉出來的，而如今從這種植物的樹皮、根、枝葉提煉出的紫杉醇 (paclitaxel)，卻是治療癌症的當紅炸子雞，目前還投入治療白血病、糖尿病的研究。

從「毒藥」變身為「特效藥」，可能是歷史的「必然性」造就的偶然，而對於醫師配合使用毒藥殺人這歷史上不堪的一頁，我只能一笑置之，但對於毒藥用以治病的發展，我可是寄予厚望——只是不知怎麼搞的，就是覺得心裡毛毛的。

醫療的必要之惡

——關鍵詞：人道、集中營、人體試驗、紐倫堡守則

上世紀的知名文學家梁實秋先生曾說過：「考試是必要之惡！」這句話為令人詬病

的聯考制度找到了勉強被接受的理由，但「必要之惡」這個詞的由來，如果仔細追本溯源，最先的用法是和我們現在的認知有所出入。

根據英國文學博士麥克．馬克隆 (Michael Macrone) 的考證，最先使用「必要之惡」的人是西元前五世紀的希臘劇作家歐里庇得斯 (Euripides)。他在所著的悲劇《歐瑞斯提茲》(*Orestes*) 中寫到：

「To the sick the couch is welcome: an evil place, yet necessary.」（臥榻受病人歡迎：是個不祥之地，卻是必要。）

你可能會覺得奇怪，病人臥病在床乃是天經地義的事，為何床卻是不祥之地？原來是希臘人很討厭懶散，即使生病，也不喜歡病懨懨躺在床上的樣子。

後來，另一個希臘劇作家米南德 (Menander) 在劇名不詳的斷簡殘篇中寫下了如下經典的臺詞：

「Marriage, if one will face the truth... is an evil, but a necessary evil.」（結婚，如果面對現實的話……實在不幸，卻是必要之惡。）

米南德的措辭引領日後一千多年的風騷，即使到了現在，某些不想受婚姻羈絆的人仍然認為「婚姻是愛情的墳墓」。所以在一五四七年時，仍可以看到英文的諺語有「wives and wind are necessary evil」（妻子和空話是必要之惡）的流行用法。

不過在一七七六年，英國出生的哲學家湯瑪斯．潘恩 (Thomas Paine) 拆散了必要之惡和婚姻的關聯性。他在其著作《常識》(*Common Sense*) 中寫道：

「Government, even in its best state, is but a necessary evil; in its worst state, an intolerable one.」（政府，即使在最理想的狀況，也只是必要之惡；在最糟的情況下，根本就是不可忍受之害。）

雖然自十八世紀之後，「國家」和「必要之惡」被湯瑪斯．潘恩做了正向的連結，但是經過了日積月累的使用，幾乎任何一個地方和行業都存在有自己的「必要之惡」。

如果你問每個醫師，哪一件事是在醫療上的「必要之惡」？答案可是會因人而異：有人會說是家屬及醫師欺騙病人的「白色謊言」，也有人會說是醫師在養成的過程中不斷處理病患所造成的瑕疵等等。而你若詢問我，我會毫不考慮回答是「人體試驗」。「人體試驗」泛指在人體上進行的醫學實驗，是醫學研究重要的部分，不管是全新藥物或者是新式療法在研發的階段，通常都會先經過動物實驗，最後階段才在人體上進行試驗，以觀察其可能的效果及副作用。

如今「人體試驗」在各個文明的國家都有一定的規範與方法，這可是經過了一段很長的時間及努力，而引發的源頭其實就是德國納粹分子在第二次世界大戰的集中營裡，所肆無忌憚從事的那些慘無人道、令人髮指的非人道實驗。因此，在戰後的紐倫堡審判中，判案法官在針對醫師戰犯的裁決中，納入了一九四七年里奧．亞歷山大 (Leo Alexander) 醫師向「戰爭罪行會議」呈交的六點方案，並另外增加了四點原則，成為日後俗稱的「紐倫堡守則」(Nuremberg Code)，為合法的醫學研究取得正當性。

雖然「紐倫堡守則」視同國際法的效力被確定下來，但一些接踵而來涉及道德爭議的醫學實驗，例如，一九五〇年代在英國波頓 (Porton Down) 的毒氣實驗，導致一士兵無辜死亡；還有米爾格倫實驗 (Milgram experiment)，為研究權力服從的關係，對參與者施加了極度強烈的壓力等等，都造成國際社會要求醫療人員在從事「人體實驗」時應有更嚴格的規範。

於是在一九六四年，世界醫學協會 (The World Medical Association) 在赫爾辛基便提出涉及人體組織及醫學研究倫理指導原則的「赫爾辛基宣言」(Declaration of Helsinki)；其後為了順應世界潮流，截至二〇一三年十月為止，已有八次的正式修訂。雖然條文繁瑣，但其中的精義其實就是——「告知後同意」(informed consent)，受測者有說「不」的權利，以及事先提出完善的失敗補償措施，才能在合法機關的監督下，對具資格者進行實驗。

因此，目前各大醫學中心都設有「人體試驗委員會」，不只針對醫學研究，甚至連醫師對病患在「醫療行為」外的舉止都有明確的規範與考核，以避免不肖醫療人員頂著醫療的尚方寶劍，在病人身上毫無限制地揮舞。

雖然，上述種種規範增加了很多限制，但確實是為「人體試驗」這醫學上的「必要之惡」劃出合理的範疇，避免再重蹈前人的覆轍。

殺人醫師與鑽石大亨

——關鍵詞：壓榨、納粹、集中營、種族滅絕、礦業鉅子

二〇一五年一月二十七日，是波蘭的奧斯威辛集中營（Auschwitz-Birkenau）被解放的七十週年紀念日，謹以此文悼念這個地方的罹難者。

只要稍知第二次世界大戰歷史的人，一定聽過惡名昭彰的「奧斯威辛集中營」，這所在一九四〇年四月二十七日建造於波蘭的集中營，是由當時德國親衛隊的領導人希

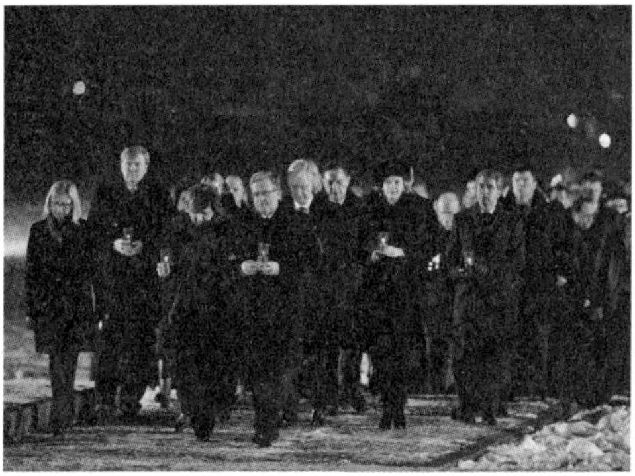

奧斯威辛集中營的倖存者與其家屬，到集中營內點亮悼念亡者的燭火。
圖片出處｜http://www.nydailynews.com/news/auschwitz-survivors-visit-camp-70-years-liberation-gallery-1.2094377?pmSlide=1.2094362

姆萊(Heinrich Himmler)下令興建，其成立的基礎是三個月前在萬湖(Wannsee)會議中所通過「猶太人問題最終解決方案」——透過「滅絕營」進行有系統地屠殺猶太人，光是奧斯威辛集中營大約就有近百萬猶太人被殺害。

在這段慘絕人寰的歷史裡，其實有一位醫師「貢獻」良多，那就是有「死亡天使」之稱的約瑟夫・門格勒(Josef Mengele)。約瑟夫・門格勒在慕尼黑大學修習哲學和人類學時，因為信仰「法西斯」這個簡單的政治概念，於是融合醫學知識和政治信仰，作為日後的研究及職業選擇。他之所以會被選派至奧斯威辛集中營，是因為納粹組織看到了他的博士論文：《四個種族的下顎種類形態學研究》，在其中門格勒提出了「一個人的種族可以由下巴的形狀推斷」的理論。

門格勒在集中營裡執掌生殺大權，可以決定送進營區的猶太人是在勞動營從事勞動，或是直接趕進毒氣室毒殺。他盡可能「消滅」不勞動的人，並且慘無人道地用活人進行「改良人種」的試驗，不只強迫受害人接受藥物注射，試圖改變他們眼睛的顏色；更在活人身上接種病毒和細菌，觀察他們到死前的反應；尤其殘忍的是，他在不施予麻醉的情況下，直接對人進行「截肢」和「摘除器官」的手術。

估計先後有四十萬人慘死在門格勒的手上，自然也就不用訝異他會有「死亡天使」的綽號。對於和他一樣屬於以救人為天職的醫師，我深深為他變態的行為感到可恥與不屑。

為何門格勒的心態如此偏差，我想和他的老師希歐多爾・莫里森以及歐根・費雪有關，他們都曾經在德國人第一次設計的集中營幹相同的活人試驗，而這個集中營就位於今日非洲的納比米亞。

故事要說到在一九〇四年時，德軍將領海因利希・戈林 (Heinrich Ernst Göring) 接到特羅塔 (Lothar von Trotha) 將軍下令剿滅納比米亞那裡的赫雷羅人 (Herero)，原因是德國在一八八四年占領西南非沿海地區，並在一八九〇年占領西南非全境之後，以畜牧維生的赫雷羅人卻不斷起義對抗起德國人。

德國殖民當局把他們全部趕跑，並警告說一旦在納比米亞發現赫雷羅人，無論男女老幼，不論是否攜帶武器，格殺勿論，導致當時每四個赫雷羅人就死了三個——他們不是被砲彈炸死，就是被趕到荒漠裡受毒辣的日晒脫水而死。

大屠殺之後，僥倖存活下來的人就都進了戈林所設計的集中營，於是德意志帝國總理比洛(Bernhard von Bülow)為它命名，第一次說出「Konzentrationslager」（集中營）一詞。

不過，德國人這種「集中營」的發想並非獨到的創見，而是仿照英國人在南非管控黑人奴隸的方式。這種集中囚犯的管理，把強制勞動和科學實驗集於一體，在其中的黑人奴隸不只在礦石開採中耗盡力氣，還要成為「黑人」這個「劣等種族」的活人研究對象。

德國人師法的英國人是誰呢？那就是在十九世紀壓榨非洲黑人，成為全世界著名的礦業大亨塞西爾．羅德斯(Cecil John Rhodes)，也就是當今世界赫赫有名的鑽石公司「戴比爾斯」(De Beers)的創辦人。

記得以殺人為樂的醫師「死亡天使」約瑟夫．門格勒，也請不要忘了海因利希．戈林、希歐多爾．莫里森以及歐根．費雪等人的「努力」，當然更不要忘了他們的祖師爺塞西爾．羅德斯，以及他成立的公司——目前還主宰了全球四成鑽石開採和貿易的戴比爾斯集團。

阿斯匹靈的外交陰謀

——關鍵詞：拜耳、孫中山、愛迪生、禽流感、二次世界大戰

相信對曾經久咳不癒的人來說，一定吃過一味中醫的成藥——京都念慈菴川貝枇杷膏，它的防偽標章是個「孝親」圖樣，代表的是一則孝順的故事，也是它能問世的由來。

話說清代縣令楊謹事母至孝，他的母親久病未癒，遍訪名醫仍沒有起色。後來聽聞名醫葉天士妙手回春，楊謹便不畏路途遙遠，千里求醫迎得葉天士至家中替母親診治，經由其祖傳祕方治癒了楊老夫人的沉年痼疾。最終楊老夫人以八十四高齡仙逝，臨終前囑咐楊謹廣製這帖祕方造福人世，所以才有今日的川貝枇杷膏流傳。

為何會說這個故事？其實是為下面要介紹的藥品「阿斯匹靈」(Aspirin) 鋪陳。很多人都不知道阿斯匹靈之所以會被合成出來，和楊謹延請名醫的故事雷同，都是為了「孝順」的理由，才使得藥品能夠問世。

阿斯匹靈的主要成分是「水楊酸」（又稱柳酸），早在三千五百年前古埃及的莎草紙中記載，當時的人們就懂得從柳樹及桃金娘的樹皮中，熬煮出富含此一成分的粉末，作為治療關節疼痛及退燒的藥品；到了西元前五世紀，醫學之父希波克拉底也拿這種

藥方緩解生產時的疼痛及治療發燒病患，而在羅馬人的推廣之後，更一直被當成是減輕疼痛與退燒的良藥。

第一個將上述藥品做有系統的研究是十八世紀的英國人愛德華．史東（Edward Stone）。他在倫敦皇家協會發表劃時代的報告：將磨碎的柳樹皮加入水或啤酒裡給五十個發燒的病患服用，結果發現效果出奇得好。但當時只知其然而不知其所以然，所以只能止於觀察性的報告，一切要等到十九世紀之後，化學萃取技術進步，很多科學家相繼投入研究之後，才能純化柳樹皮中的主要成分。例如，一八二八年，慕尼黑的藥理教授約翰．安德里亞斯．畢希納（Johann Andreas Buchner）首先純化出黃色的物質，並命名為「柳苷」（salicin）；一八三八年，義大利化學家拉菲爾．皮里亞（Raffaele Piria）創造出驚人的成果，從上述的柳苷中，製成了水楊酸，於是慢慢有人將這種由酚類的羥甲基氧化的物質拿來治病，逐漸成為治療關節炎和退燒的新寵。

但是水楊酸並非萬靈丹，病患在服用之後，常有腸胃不適、腹瀉的情形出現，服用高劑量才能止痛的病患尤其嚴重，有人因此胃出血，甚至死亡，因此限制了它的使用。

一八九四年，加入德國拜耳（Bayer）公司團隊的化學家菲利克斯．霍夫曼（Felix Hoffmann）發現了自己深受風溼關節炎所苦的父親，無法承受水楊酸的治療，屢次出現腸胃不適的現象，於是他在上司阿瑟・艾興格林（Arthur Eichengrün）的指導下，於一八九七年成功將水楊酸乙醯化成為今日大家常用的阿斯匹靈。

這顆因為「孝親」而激發菲利克斯・霍夫曼研究出的藥片，其副作用較小，於上市後便風行世界，成為了拜耳公司的金雞母，拜耳公司甚至將它脫離「成藥」（patent medicine），推動它成為「處方用藥」（ethical drug）。也因為它太值錢了，第一次世界大戰後，德國戰敗簽訂《凡爾賽和約》（*Treaty of Versailles*）的時候，拜耳公司被迫要求放棄阿斯匹靈的專利權，讓世界其他國家瓜分其利益。可惜的是，菲利克斯・霍夫曼在日後爭取有關誰合成出阿斯匹靈的論戰上，又染上了德國納粹殘害猶太人的陰影。

原來在一九三四年的時候，菲利克斯・霍夫曼向全世界宣稱，是他本人、也是唯一的人，發明了阿斯匹靈。當時的德國正處於納粹統治的時期，對猶太人迫害日趨嚴重，所以對於他是經由猶太人上司阿瑟・艾興格林指導下而合成阿斯匹靈的事閃爍其詞，甚至將錯就錯，把所有功勞全算給菲利克斯・霍夫曼，甚至為了堵住阿瑟・艾興格林的嘴，還把他關進了集中營，以利其宣揚「大日耳曼民族」的優越。

到了一九四九年，逃過死劫的阿瑟・艾興格林對於誰才「真正」是阿斯匹靈的發明者提出異議，寫了一篇名為〈阿斯匹靈五〇年〉（*Fifty Years of Aspirin*）的文章，指出菲利克斯・霍夫曼一開始根本不知道要合成的是什麼，是受了他的指令，最後才合成出阿斯匹靈。可惜這篇文章並沒得到很大的重視——尤其在阿瑟・艾興格林去世之後，真相因此石沉大海。

在上個世紀末，英國醫學家及史學家瓦爾特・斯尼德（Walter Sneader）幾經周折之後，獲得德國拜耳公司的特許，查閱了其實驗室的全部檔案，終於替阿瑟・艾興格林的功勞找出歷史證據：菲利克斯・霍夫曼第一次合成阿斯匹靈真的是完全採用阿瑟・艾興格林提出的方法才獲得成功。

只是真相澄清了，對阿瑟・艾興格林來說已經太晚了，他的後人似乎也沒有替他發聲，菲利克斯・霍夫曼「孝親」的聲名也未減低，徒留下令人感慨的嘆息而已！

由此看來，楊謹孝親圖的防偽標章，似乎比阿斯匹靈的故事還有人情味一些。

※ ※ ※

歷史學家唐德剛先生所著的《段祺瑞政權》，其中有一則有關國父孫中山先生的故事，相當有趣：在一戰後期，是由於德國給予金援，讓孫中山能發起海軍及國會議員南下「護法」，才會有「孫大元帥」的產生。

故事的場景在一九一七年，持續了三年的第一次世界大戰，因為德國對美國實施無限制潛艇戰，美國遂於二月三日宣布與德國斷交，並且要求其他中立國對德宣戰，所以當時德國駐華公使辛慈（Paul von Hintze）便開始奔走於中國各勢力之間。當時擔任國務總理的段祺瑞是辛慈重要的目標，可惜段祺瑞對德宣戰的意志堅決，不只沒有被收買，反而在三月十四日宣布對德斷交。

斷交後必須回國的辛慈並沒有因此放棄，他在回國途中仍指示原德國駐上海總領事克里平（Hubert Knipping）強化對中國各勢力的活動，於是克里平透過國民黨的幹部曹亞伯與孫中山接上線，允諾以最高額兩百萬馬克（換算今日幣值約六六〇萬美元）的援助，支持國民黨的「倒段」運動。

這段祕辛在二次大戰後，因為德國國家檔案被全部公開，由精通德語的華裔資深歷史學家李國祁博士細心翻閱有關的核心檔案後揭露。只是根據國民黨的黨史紀錄，孫中山先生只收到一百萬馬克，而另一百萬據唐德剛先生透露，李國祁先生曾向他說過，可能是被經手人曹亞伯中飽私囊了，而事實真相是如何呢？由於當事人都已仙逝，這事就成為歷史的懸案了。

為何會提到這則故事？其實是想告訴大家兩件事：首先，德國在第一次世界大戰時，為了防止其他國家與其做對，確實進行了很多金錢外交，孫中山先生是一例；而在俄國，德國也資助了列寧的布爾什維克 (Bolsheviks)，使他得能發動「十月革命」，導致俄國軍隊力量被削弱，果然退出了大戰。另外，這種金錢外交並非只是扶助對方，有時德國援助的方式，反而是要削弱反對它的勢力。接下來我講到的主角就是參與其中的「阿斯匹靈」，因為它的製程中所必須使用的原料，可能左右著大戰的成敗。

原來在製造阿斯匹靈的過程中，「石炭酸」（phenol，也就是酚）是不可或缺的原物料，而它也是製造炸藥的苦味酸 (trinitrophenol) 重要來源之一。因此在第一次世界大戰爆發之後，仰賴自英國進口石炭酸的美國，國內石炭酸價格水漲船高，不得不讓美國拜耳公司減產當紅的藥品阿斯匹靈來因應。

只是對石炭酸有需要的並非只有炸藥和阿斯匹靈，美國的發明家湯瑪斯・愛迪生 (Thomas Edison) 對於它的缺乏也深受其害——他發明的留聲機中所需的唱片製造少不了石炭酸。為了怕製造成本提高，愛迪生乾脆自己蓋起了可以製造石炭酸的工廠。

當時的美國與英國關係良好，德國深怕愛迪生多製造出來的石炭酸會賣給英國而幫助他們製造炸藥，於是在德國駐美公使約翰・海因利希 (Johann Heinrich Graf von Bernstorff) 授意下，透過使館成員海因利希・亞伯特 (Heinrich Albert) 金援拜耳公司的前員工雨果・史懷哲 (Hugo Schweitzer)，利用一家由德國人掌握的公司與愛迪生的工廠簽約，每天買下三噸的石炭酸交給雨果．史懷哲。

獲得如此大量的石炭酸，不只使得美國拜耳公司恢復了原有阿斯匹靈的產能，而且還有餘裕賣給其他非「軍火」相關的工廠，從中獲得不少利潤——當然其中有些石炭酸也被運到德國。

這個一石二鳥的計畫，歷史上稱「Great Phenol Plot」（大石炭酸陰謀）。原本不露痕跡，卻於順利進行了幾個月後，在美國媒體的追蹤下曝了光——原來是海因利希．亞伯特不小心將公事包遺留在火車上，洩漏了相關文件。只是他的行為並非違法之舉，美國政府無法對其行為有約束能力，因此有人將該批文件透露給當時美國反德的報紙《紐約世界報》(*New York World*)，才讓這計畫於一九一五年八月十五日攤在普羅大眾的眼前（如圖）。

最後迫於輿論壓力，愛迪生和海因利希．亞伯特終止了契約，愛迪生最後也決定將多餘的石炭酸賣給美國軍方，才讓這件事落幕。但德國已因為海因利希．亞伯特的石炭酸多製造了四五〇萬磅的炸藥，而美國拜耳公司也從新的阿斯匹靈產能上得到回饋，賺足了可以鋪天蓋地的廣告費用，所以拜耳公司商譽上雖然受到了不小的打擊，但以乎對其銷售影響不大。

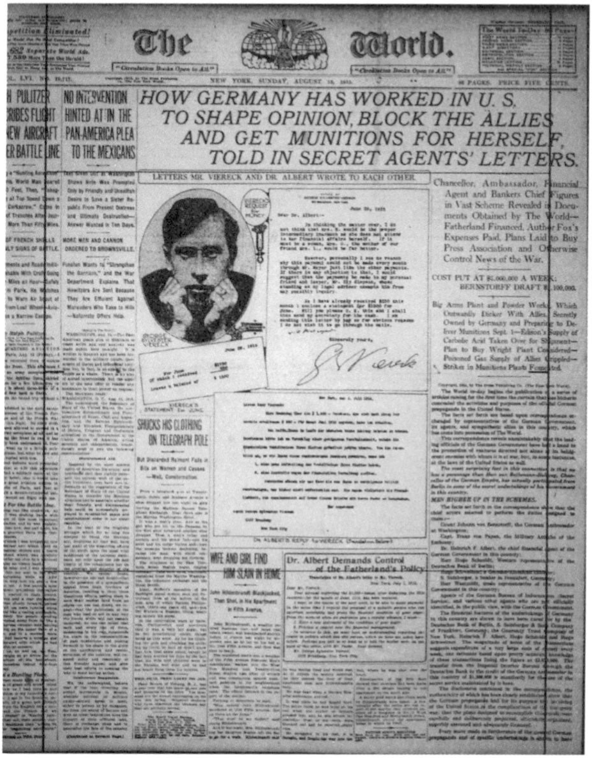
The World.

"Circulation Books Open to All."

NEW YORK, SUNDAY, AUGUST 15, 1915.

HOW GERMANY HAS WORKED IN U. S. TO SHAPE OPINION, BLOCK THE ALLIES AND GET MUNITIONS FOR HERSELF, TOLD IN SECRET AGENTS' LETTERS.

NO INTERVENTION HINTED AT IN THE PAN-AMERICA PLEA TO THE MEXICANS

LETTERS MR. VIERECK AND DR. ALBERT WROTE TO EACH OTHER.

Chancellor, Ambassador, Financial Agent and Bankers Chief Figures in Vast Scheme Revealed in Documents Obtained by The World—Fatherland Financed, Author Fox's Expenses Paid, Plans Laid to Buy Press Association and Otherwise Control News of the War.

COST PUT AT $2,000,000 A WEEK; BERNSTORFF DRAFT $1,100,000.

SHUCKS HIS CLOTHING ON TELEGRAPH POLE

WIFE AND GIRL FIND HIM SLAIN IN HOME

Dr. Albert Demands Control of the Fatherland's Policy

圖片出處｜http://commons.wikimedia.org/wiki/File:New_York_World_front_page,_August_15,_1915.jpg

俗語說：「兵不厭詐。」以外交金援對自己可能有利的人士，這做法一直存在於國際關係上，只是金援藥品公司而間接削弱敵人的戰鬥力，歷史上大概只有阿斯匹靈這一味藥品而已。它的威力不只有益身體健康，竟然還可以有此特異功能，相信是合成它的拜耳公司始料未及的吧！

※ ※ ※

前文提過，阿斯匹靈主要有鎮痛與解熱兩種療效，甫一推出，經過拜耳公司排山倒海似的廣告，它變成是十九世紀末到二十世紀歐、美家庭裡的常備用藥，也無怪乎美國有醫師會說：

「Take two Aspirin and call me in the morning.」（兩片阿斯匹靈，一覺到天明。）

只是在一九五〇年左右，有副作用更小的鎮痛解熱劑發明出來，使得阿斯匹靈的銷售受到了影響，不過卻又在同時期的美國，於加州開業的醫師勞倫斯·克雷文(Lawrence Craven) 首先發現了阿斯匹靈有預防心臟病與腦中風的效用；慢慢經過多位學者的研究之後，這顆神奇藥丸的用途又再度攀上巔峰，至今仍是心臟科與神經內科醫師處方裡最常用到藥品。但也許是樹大招風，隨著對禽流感研究愈來愈多，有學者開始對阿斯匹靈從新檢視，認為它是造成一九一八年全世界死傷無數的「完美風暴」禽流感不可或缺的劊子手之一。

暱稱為「西班牙姑娘」、自一九一八年起橫行於全世界的禽流感，根據學者研究了美國八個主要城市發現，這個流行性感冒的最主要族群是二十五至二十九歲的年輕人，占所有染病人數三〇%；而另一位學者整理的資料中亦顯示，當時死亡的人數裡大約有一〇——一五%和SARS的患者一樣，在染病沒有多久後就因為急性呼吸道症狀群而逝世，剩下的人則是在之後因為肺部的細菌性感染造成的肺炎，逃不過死神的魔掌。

近期的研究認為感染禽流感易因病毒造成不正常的免疫下降而導致死亡，只是如同之前所述，當時很多病患是感染病毒之後，由於細菌造成肺炎而死亡。關於這一點，學界一直無法找出合理的機轉而完全解釋此一現象，直到了一九六〇年之後，發生在小兒科病患的「雷氏症候群」(Reye's syndrome) 才讓科學家聯想出了是什麼可能因素加速禽流感病患的死亡。

「雷氏症候群」是由澳洲的道格拉斯．雷 (Douglas Reye) 醫師所發現的病症，並將其結果發表在一九六三年的《刺胳針》雜誌。他的報告中指出，在一次B型流感的流行期中，發現有十六個小孩神經受損，而其中有四人併發昏迷、肝功能衰退、腦部腫脹的重症狀，有人甚至死亡。道格拉斯．雷醫師的報告引起了全世界醫師的興趣，經過了多個國家的深入研究之後發現，「雷氏症候群」和這些小孩子在流感患病期間使用了大劑量的阿斯匹靈有關。於是在一九八〇年代以後，歐、美各國的衛生單位要求醫師在治療小孩子於流感造成的發燒症狀時，應盡量避免使用阿斯匹靈，甚至不要使用，最後才使得上述的悲劇逐漸消聲匿跡。

後來，學者研究「雷氏症候群」死亡的小孩檢體發現，其肺部組織通透性增加造成水腫、甚至出血的狀況，而這樣的結果給了某些學者靈感，把一九一八年禽流感那些年輕患者的死因，和上述使用高劑量阿斯匹靈的結果連結起來，希望重新詮釋歷史資料，找尋之中的關鍵原因。

學者凱倫（Karen）就以美國患者為例，在二〇〇九年於《臨床感染病雜誌》（*Clinical Infectious Disease*）中發表文章，論證高劑量的阿斯匹靈可能是造成一九一八年禽流感患者死亡的重要因素。

拜耳公司的阿斯匹靈在十九世紀末推出之後，挾其優異的銷售成績與廣告手法，可說是風行全世界，以美國為例，在一九一七年它的專利到期之後，很多藥廠就自行合成阿斯匹靈和拜耳在美國的分公司相抗衡，搶食這塊大餅，使得它成為便宜又方便的退燒劑。但是當初阿斯匹靈推出時，並無像今日藥物毒性監測的機制，也沒有人去提醒多少的劑量會造成人體的傷害，對於無法退燒的病患，醫師開藥時往往是自由心證，以凱倫所整理的美國海軍軍醫以及內科醫學會建議的劑量，大約是每人每天可以服用到八──三十一．二公克（注意！目前用於預防腦血栓的劑量是○．一公克），但那些沒有上級指導單位的開業醫師，所給予病患的劑量可能比上述兩個單位還多。

所以，凱倫在檢視了前述的資料之後，發現當時的醫師所開立的處方，大都高於今日阿斯匹靈建議每人每天少於四公克的指示。然而有很多人在治療流感中服用了太多的阿斯匹靈，以致出現有如「雷氏症候群」的小孩一樣的症狀──肺水腫、肺出血，甚至腦水腫而死，他認為這種現象就如同「完美風暴」的形成一樣。

當然凱倫的研究僅止於「推論」，除了沒有足夠的死亡病患的檢體可供檢視之外，更缺乏那些患者血中阿斯匹靈的濃度報告可以證明她的推論，只是相對的也沒有人可以對這個說法提出有效的反駁──至少我是相信的。

看完整個故事，我只能說現在的患者比起以前實在是很幸福：任何新藥想要上市，除了要有嚴謹的人體試驗，更需要監測後續市場上病患服用的效果，有什麼風吹草動，不只消費者可提訴訟，藥廠也不敢怠慢，立刻回收，的確比以前的人好太多了。

外婆的收音機

——關鍵詞：電臺賣藥、經驗分享、口耳相傳

我的外婆在十多年前以八十五歲辭世，在某些人的眼中算是高壽，但在我看來，她其實應該可以活得更久些。外婆人生的最後兩年是在血液透析（俗稱「洗腎」）中度過，如果仔細歸納其原因，似乎還有可以操作的醫療空間。只因為她不知何時罹患了高血壓，而一直自行在西藥房買藥服用，沒有確實在專業的醫院或診所追蹤控制，等到她覺得不舒服而被送到醫院診治時，腎功能已是瀕臨衰竭的邊緣。

你或許會懷疑為何她能很方便、持續在西藥房裡買藥多年？答案其實很簡單，就藏在她形影不離的收音機裡。

臺灣的老人家中，有些是成天與收音機為伍，就像我的外婆一樣。也許是各個節目主持人的話中有魔力，天南地北不著邊際地聊天，就能夠撫慰這些子女忙於工作、平時孤獨在家裡的長者。

不得不承認在收音機裡，有相當部分的節目充斥著藥品的「宣傳」與「販賣」，遊走在法律的邊緣，聽信其廣告的聽眾，可以直接在電話裡下訂；而像我外婆那樣比較

龜毛一點的，可能就親自拜訪那些廣告裡的營業據點，在那些藥局裡的服務人員三寸不爛之舌的推銷下，成為死忠的顧客，把那裡當成是「家庭」的診所看待。

可以想見，外婆的高血壓可能是在某次「噓寒問暖」的服務下，被西藥房的服務人員發現，在那間醫藥分業不清、角色曖昧難明的西藥房，「抗高血壓藥」輕易就推銷給了我外婆，而且讓她持續吃了一段不算短的時間。

上述那種可說是「街談巷議」、「口耳相傳」的宣傳所產生的醫療作為，以當今的眼光看來確實是相當危險與不負責任。或許有些人會覺得不可思議，但你如果願意打開收音機，轉轉頻率調整一下，現在的情況不見得會比我外婆當時所處的環境改善到哪裡，甚至因為民智已開，法律的力量稍微彰顯的關係，那些「賣藥」的廣告已變成「保健食品」的販售，還有親身試用者不停地經驗分享，進行疲勞轟炸。

看到這裡，你可能會搖頭，但我必須告訴你的是，人類自有歷史以來，這樣「經驗分享」式的醫療行為很早就開始了，例如，在古希臘的學者希羅多德 (Herodotus) 所著的《歷史》(*Historiae*) 裡就有了一段非常有趣的敘述。

場景發生在巴比倫帝國，希羅多德在書中對於當時巴比倫人的「治病經驗」有著這樣的記載：

「他們沒有醫生，然而當一個人生病的時候，這個病人便被帶到市場上去，這樣一來，曾經和病人得過同樣病的，或是看過別人得過同樣病的那些行人，便來到病人面前，慰問他和告訴他治療的方法，他們把曾經治好了自己的病或是他們知道治好別人的病的辦法推荐給他，誰也不許一言不發地從病人身旁走過，而不去問他所得的是怎樣的病。」（第一卷第一百九十七節）

所以，利用收音機分享自身的「治病經驗」，甚至以此為手段來推銷藥品或是我前面提到的保健食品，其實並非現代人首創，而是自巴比倫時代即有，只是我們和巴比倫人不一樣的是，他們沒有合格的醫師可以諮詢，而身處科學昌明之世的我們，卻還是有很多人不會想去詢問專科醫師的意見，還在用「口耳相傳」或是病患本身特殊的「經驗分享」來找尋疾病治療的方法。

相信這種自古就有的「治病經驗」，日後依舊不會因為科技與文明的更加進步而消失不見。

魔法棒

——關鍵詞：瘦臉霜、美容器材、鼻形矯正器、酒窩製造器

「愛美是女人的天性。」女性同胞為了讓自己看起來更美麗或是保持青春、延緩老化，都會毫不猶豫掏出鈔票付錢。因此，不管是美容公司或是整型診所，無不想盡辦法推陳出新，不斷開發各種新技術或新產品，吸引女生同胞的目光。

有些產品是以前沒有的概念，諸如電波拉皮、玻尿酸、肉毒桿菌注射等等。不過，有些用品雖然表面上看起來是新奇的玩意，但仔細推敲，就可以看出其靈感是之前類似發明的變形，這樣的情況宛如精品界的「復古風」，只是就美容保養品的角度而言，它們絕不會自曝其短，昭告天下這只是改良之前的技術。但看了接下來的資料，你就可以發現有些所謂「最新發明」其實是脫胎於過往的概念。

某些女性朋友喜愛的「魔法棒」，就很像是十九世紀末期，一位教授所發明的「整型美容」器材。這種曾經紅極一時的「魔法棒」（目前該產品的網站，在中國還是很火紅），最先是從東京開始流行，一支T形的金色棒子前端的滾動作用，據它的廣告所說，可以在三分鐘內讓臉部緊緻、改善鬆弛；如果連續三天使用，可以淡化色斑，

讓肌膚亮白有光澤；若真的能使用三十天以上，更可以使得肌膚緊實、嫩白、光滑，讓自己看起來年輕十歲。

初次看到這樣的廣告，讓我想起了大約在一八九〇年代，美國紐約的教授尤金・馬克(Eugene Mark)所發明的「瘦臉及美容」的器具——Chin Reducer and Beautifier（如圖一）。

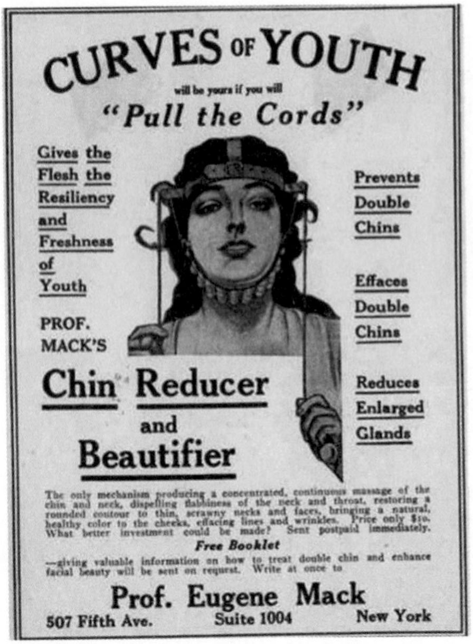

圖一・出處｜http://www.health-science-degree.com/10-vintage-medicine-ads-selling-dubiously-beneficial-products/

據該產品的海報所顯示，使用者必須戴著扣住下巴與雙頰而且固定在頭上的鐵架，鐵架的兩邊各有一條拉線，拉動此線如同發明者所言，會有「預防雙下巴」(prevent double chins)、「去除雙下巴」(effaces double chins)，以及「縮小臉部旁邊的腺體」(reduces enlarged glands)的功能；更重要的是，如果長期使用還可以讓臉部肌膚有光澤、恢復彈性。該產品所費不貲，當時的售價是十美元，換算成今日的幣值大約有二五〇美元之譜，堪稱是昂貴的美容器材，即使如此，卻是當時女性同胞之間瘋傳的美容聖品。

不過，由於它改善臉部大小的功能有限，這種風靡一時的器材，早已從市場上除名，但其他更有趣的產品卻順勢崛起。例如，在一九二〇年代開始流行的鼻形矯正器(nose corrector)，據說在睡覺時戴這種夾子，可以讓使用者的鼻形變美，目前在網路世界依然還有人在宣傳販賣，似乎陰魂不散。

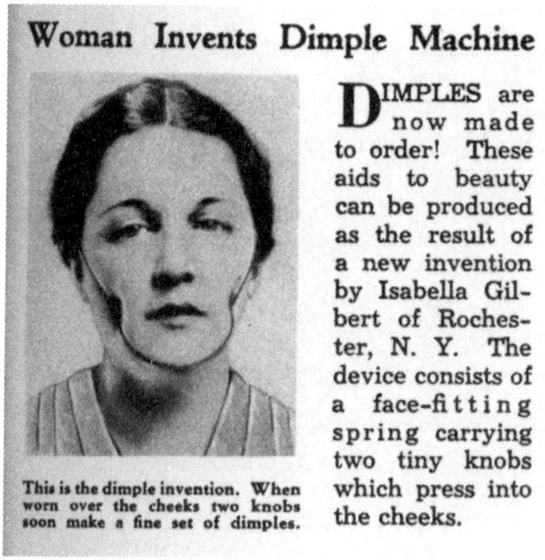

Woman Invents Dimple Machine
DIMPLES are now made to order! These aids to beauty can be produced as the result of a new invention by Isabella Gilbert of Rochester, N. Y. The device consists of a face-fitting spring carrying two tiny knobs which press into the cheeks.
This is the dimple invention. When worn over the cheeks two knobs soon make a fine set of dimples.

圖二・出處｜http://blog.modernmechanix.com/woman-invents-dimple-machine/

繼鼻形矯正器之後，還有「酒窩製造器」(spring-loaded dimple machine)的出現（如圖二）。這個產品是當時居住在紐約一位叫伊莎貝拉・吉伯特(Isabella Gilber)的人所發明，使用者戴上一個由彈簧組成的頭架，據稱長期使用可以讓人有動人、美麗的酒窩——當然，它已經在市場上被淘汰了。

順手挖掘出了一些有趣的美容用品，是不是讓你覺得它雖然年代久遠，但似乎還是深深影響了今日的一些美容概念呢？不過，我的焦點仍是在「魔法棒」上。臺灣的流行腳步總是跟著日、韓走，而日、韓似乎追隨著美國的趨勢。今日你如果在Google上打出「chin reducer」（瘦下巴）這個關鍵詞，會發現前述所有的器材已經被「瘦臉乳霜」取代，而這些產品強調的功能，和當初尤金・馬克教授所寫的廣告字眼相去不遠。

而你若搜尋「魔法棒」這個關鍵詞，就會發現在臺灣一些原先販賣T形按摩棒的店家，雖然仍是以「魔法棒」為廣告，但主力產品已經換成塗抹在臉上的「瘦臉霜」了。

由上看來，「整型美容」產品不僅開發新的名目是王道，連「復古」與「互相抄襲」也是不可或缺的手段啊！

祖傳祕方

——關鍵詞：產鉗、助產士、佝僂症、商業機密

中醫在醫療史的發展上一直為人所詬病的，除了沒有像近代西醫有著實證（evidence-based）的研究之外，大概就是諱莫如深的「祖傳祕方」這件事了——由於怕自己行醫的

拿手絕活或藥方被複製而失去優勢，不願將這種「獨家」與別人分享，但要是沒有子嗣，可能在死後就失傳；另外也由於這種心態，可能在傳授弟子時故意留有一手，造成之後的治療走了樣，無法將醫術發揚光大，反而讓後人誤入歧途。

你可能會覺得我比較偏心，因為自己學習西醫，自然會偏袒多一點，但我必須說，西醫也是近百年才開始真正進步，靠的是許多科學技術的改進而蒙受其利，加上喜歡炫耀和願意分享的醫師變多，才能逐漸達到現在的規模。在這之前，我看也是和中醫半斤八兩、不分軒輊，底下所提到張伯倫家族 (Chamberlens) 在產鉗發展史上的故事，就有異曲同工之妙。

張伯倫家族五代行醫，第一代的掌門人叫威廉・張伯倫 (William Chamberlen)，是在十七世紀初因為宗教迫害而到英國的外科醫師（說是理髮師也可以，當時外科醫師多由他們兼任）。他有兩個兒子，都叫做彼得 (Peter)，兩兄弟克紹箕裘，也成為了外科醫師，同時兼任產科醫師。年紀較長的彼得曾經是英皇詹姆士一世 (James I) 的老婆——皇后安妮 (Anne) 的私人助產醫師 (accoucheur)。當時的女性生產，會由助產士 (midwife) 接生，產科醫師都怕血沾上手，而且女性也不好意思在生產時被男性「看光光」，所以身兼助產士的外科醫師其實少之又少。

歷史上是由誰先發明產鉗並不可考。在古羅馬帝國時代的壁畫上，就有醫師拿著類似產鉗的東西亮相，不過沒有確切詳實的紀錄可以追尋這個脈絡，但上述的彼得兄弟倆所設計的產鉗，確實是十七世紀時最好的發明。

促成他們兩兄弟可以成名的原因，是當時盛行缺乏維生素D所造成的「佝僂症」(rickets)。此病症的害處是會造成人的骨架變形，對於女性來說，要是骨盆變形常導致產程不順，使得難產的母親與胎兒都有生命危險，這時藉由產鉗的幫助與醫師的手法，往往可以轉危為安，同時保住產婦及胎兒。

兩兄弟比較年輕的彼得是之中最出名的一位。根據後人描述，他在替難產的孕婦接生時，總會緊閉門窗，由兩位助手抬著精美木盆處理棘手的工作。此時孕婦的雙眼是被矇起來的，而且房間內會發出特定的聲響，似乎是為他神祕的工具製造詭譎的環境，避免他人窺知實情。

小彼得醫師當時的技術原來可以替他們搏得更好的名聲，可惜的是年紀輕輕的他或許是恃才傲物，既鮮少參加外科醫師的固定聚會，同時又倡議成立「女性助產士協會」，自己要身兼主席。結果兩面不討好，不只外科醫師團體排斥他，連女性助產士也不領情，發出聲明拒絕他的建議，搞得他裡外不是人，最後落得只能守著自己產鉗的祕密行醫。

接下來的第三、四代張伯倫都有產科醫師來接棒，可惜沒有出類拔萃的人物。他們的第四代子嗣叫休（Hugh），在一六七〇年造訪巴黎，或許是財迷心竅，想要將家族的祕密賣給法國政府，當時接洽的官員給他出了個難題，請他替一位三十八歲的侏儒孕婦接生，結果失敗了。

一六八六年，休被外科醫師排擠，也遭到英皇詹姆士二世放逐，他只好輾轉流離到荷蘭。據史料記錄，他最終將產鉗的祕密賣給當地婦產科醫師，只是他仍留有一手，並沒有將完整的套組外流，只賣給對方一部分設計。

雖然之後張伯倫家族回到英國，可惜第五代的子嗣並沒有生下男孩，所以產鉗的祕密在此斷線。現代提到英國產鉗的真正發明者是威廉·斯梅利（William Smellie），不過史學家懷疑他是剽竊張伯倫家族的創意，可能是家道中落的子孫將祕密透露給他知道，因為在一八一三年有人整理張伯倫家族著名的宅邸（Woodham Mortimer Hall）時，意外發現被塵封了將近一三〇年的產鉗套組，裡面有製造精美的各種形狀產鉗。眼尖的醫師這才發現，威廉·斯梅利的產鉗和它們的樣子雷同，只是有了一些小小的差異。

看完了我說的故事，你應該會了解，對於新發明的事物，只要有利可圖，人性貪婪的心態幾乎都是相同。在我們面對那些緊握「祖傳祕方」不放、也不願分享的醫師時，不要覺得有何不妥，換成是你我，可能也好不到哪裡去。我們反而應該感謝文明的演進，在法律與專利權的保護下，有更多人願意將自身的發明與眾人分享，這不僅是醫學，也是其他領域的學問一直都可以保有動力進步的重大原因。

變呆的小兵
——關鍵詞：斷層掃描、額葉受損、性格大變

在部隊服役當醫官的時候，我最不喜歡的事就是在診間和那些「裝病」的小兵周旋。姑且稱這群人是患了「調適不良症候群」，他們會裝病不外乎是為了能夠在部隊嚴格的操練下，爭取一點喘息的空間，而醫官就必須和他們鬥法。但有時候小兵還真的有些匪夷所思的症狀出現，細究起來並不是裝病，所以如果不小心還真的會誤診，底下一則我親身經歷的有趣病例正是這樣。

話說有天下午我在部隊的診間打著哈欠，忽然一位憂心忡忡的班長帶著一個班兵來

就診，但是班兵的症狀卻並非一般的感冒、肌肉痠痛，或者是跑步會胸悶之類常見問題，而是他最近行為「怪怪的」。

「醫官，我的班兵以前很活潑，但不曉得為什麼，最近這個星期他整個人性格大變，不只和其他人互動很少，而且變得沉默寡言，和他之前的樣子有天壤之別。」

聽到班長這樣說，我也覺得十分奇怪，於是替這位班兵做了一般的檢查，不過除了「反應遲鈍」之外，其他方面似乎看不出來有什麼異常。

接著又從部隊的生活管理問起，班長的回答也讓我察覺不出什麼異樣，該單位目前沒有遇到戰備整訓，所需的只有站站衛兵、整理裝備，而且該位班兵不到半年就要退伍，依照當時的慣例，實在沒有什麼人會去為難他。

原本想請班長帶回部隊再觀察幾天，但看到眼前這位班兵的模樣，我心中總是覺得「毛毛的」，最後不放心便開了一張轉診證明，請該單位找時間去附近的軍醫院就診。

由於我的心中存有很大的疑問，於是一直追蹤這個班兵的狀況，最後謎底揭曉：軍醫院的電腦斷層顯示，他的額葉有著血塊，懷疑因此造成他性情驟變而不自知。

他的血塊怎麼來的呢？追查之下，原來在就診的前幾天，他和一群人窮極無聊玩著打賭的遊戲，賭輸的他所接受的懲罰是戴著鋼盔，被贏的一方用另一頂鋼盔猛烈敲擊他的鋼盔前緣，藉由兩頂鋼盔互撞發出聲響，替無聊的部隊生活帶來一點意外的樂趣。豈料這群人玩過了頭，倒造成了那位小兵的傷害，雖然有鋼盔保護，但興頭來了，人往往不知輕重，在反覆的撞擊之後，竟造成了額葉出血，使得他人格上有了戲劇變化。

上述「小兵變呆」的故事說破不值三分錢，要知道腦部的額葉主管人的性格，一旦受到損傷，難免影響人的個性與情緒。這個看似理所當然的醫學診斷，其實也是拜一位病患受傷所賜。

在一八四八年九月三日，一位二十五歲名叫蓋吉 (Gage) 的美國鐵路工頭，正準備爆破一塊巨石時，炸藥突然提前爆炸，炸飛了工作用的鐵棍，鐵棍直接插入蓋吉的左下臉頰，穿過左眼後方，再從額頭上方的頭頂處飛出，落在他身後幾十公尺的地上。

蓋吉的腦袋瓜因此被打穿了一個大洞，讓他當場昏了過去，大家以為他可能就此沒命，但是幾分鐘之後，他竟然緩緩起身，意識也還算清醒，於是他被送到附近的診所，接受約翰．哈洛 (John Martyn Harlow) 醫師的照料。

雖然在哈洛醫師的照料之下，蓋吉命大活了下來，但原先那位生活態度謹慎、做人謙虛有禮而工作勤奮的蓋吉，卻變成了懶惰、行為不檢，甚至是酗酒成性的人。一般的醫師可能就此不管已經治癒的患者，也可能會以為蓋吉是因「大難不死」才有如此的「劇變」，多虧了哈洛醫師沒有放棄對蓋吉的治療與觀察，才將整個受傷後的病程記錄下來。

哈洛醫師照顧蓋吉的病情長達十年，記錄詳實，醫界後來發現蓋吉受損的位置是腦部「額葉」的部分，因此之後才逐漸認定「額葉」是掌管人類性格的重要部分，讓醫界對腦部的研究又前進了一大步。

蓋吉的頭蓋骨及那支改變醫療歷史的鐵棍，因為哈洛醫師的捐贈，目前存放在美國的華倫解剖博物館（Warren Anatomical Museum，如圖）。

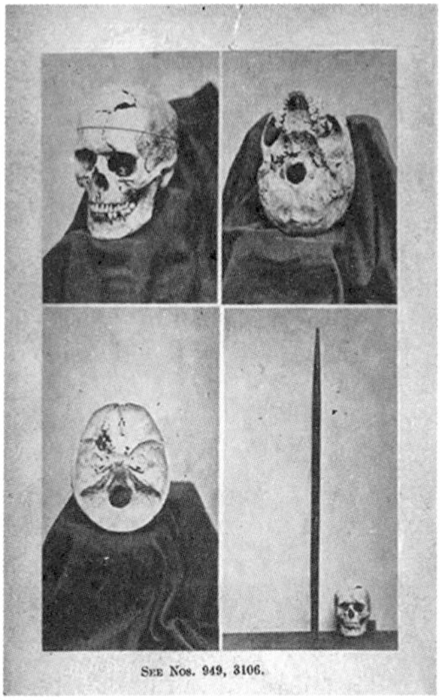

圖片出處｜http://nationalpostcom.files.wordpress.com/2014/05/phineas-gage-skull1.jpg

看完了小兵與蓋吉的故事，不知你的感想是如何呢？有時醫學與人生一樣，是「柳暗花明又一村」，看似絕路的環境，往往提供了答案，甚至是解決的方法——蓋吉是一例，盤尼西林的發現也是一例！在醫學的歷史，相似的故事比比皆是，能否名留青史，端賴遇到問題的人是認為「理所當然」，選擇早早放棄，還是追根究柢、鍥而不捨而已。

時尚趴的打卡畫作

——關鍵詞：售票、時尚、林布蘭、公開解剖、虛擬場景

二〇一五年綜藝新聞最「瞎」的莫過於某位李姓女藝人，利用特權參觀國軍阿帕契直升機，白目的她率性與直升機合照，更扯的是還將照片上傳 Facebook 打卡，引發了軒然大波，不只自己的聲譽受損，連帶當初好意安排她參觀的軍中朋友及部隊長官均被懲處，甚至吃上官司。

探討那位女藝人的心態，其實就是「炫耀」兩字。這種行為常常可以在那些自詡為「時尚」的有錢人或演藝人員身上發現。在報章雜誌或網路社群中，都可以看到這些人在各種精品發表會或是所謂的「時尚趴」中留下身影，不只比行頭，也比排場，只是將機密的軍事裝備照片登上個人的 Facebook，確實是有些秀過了頭。

其實這種炫燿的心態並非特例，古往今來相似的例子比比皆是。如果將場景拉到十七世紀的荷蘭，你會發現大師林布蘭 (Rembrandt) 的畫作裡，也不免俗有這種情況發生。他的名作「尼可拉斯·杜爾醫師的解剖課」(*The Anatomy Lesson of Dr. Nicolaes Tulp*)，就是一幅當時名流另類「時尚趴」的「打卡」畫作（如圖一）。

林布蘭這幅作品完成於一六三二年，是他二十六歲的成名之作。畫評家認為它代表了荷蘭當時「群像畫」的里程碑，畫中的主角尼可拉斯·杜爾醫師於一六二八年被聘任為外科醫師公會的授課教師，並且由政府准許，每年可獲得將一名死刑犯遺體公開解剖的特權。

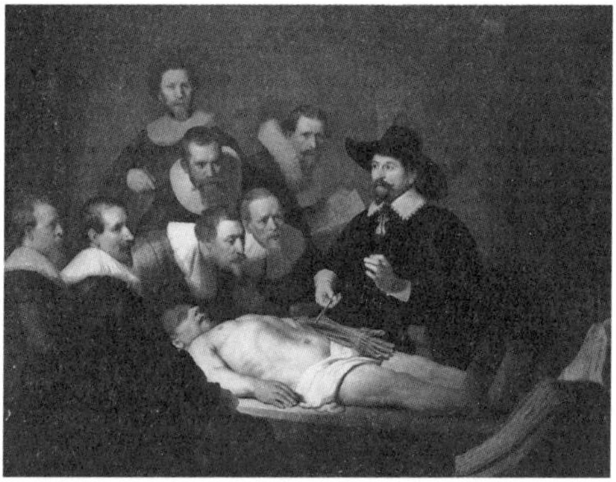

圖一・出處｜http://en.wikipedia.org/wiki/The_Anatomy_Lesson_of_Dr._Nicolaes_Tulp#/media/File:The_Anatomy_Lesson.jpg

畫中的死刑犯叫亞里斯·金德 (Aris Kindt)，是因為持械搶劫而遭到絞刑的罪犯，他也是尼可拉斯·杜爾第二位公開解剖的死刑犯。姑且不論這幅畫作的手法與藝術價值，它在我的眼裡並非是當時死刑犯公開解剖的真實情況。

承襲自十四世紀的義大利，教皇解除了對人體解剖的禁令，觀看死刑犯的公開解剖在一百年後變成是非常時尚的娛樂，因為機會難得，有此特權的醫師都會將此「表演」公開販售門票。當時的場面由一五四三年安德雷亞斯・維薩流斯 (Andreas Vesalius) 所出版的解剖教科書封面可見端倪（如圖二）：主持解剖的醫師站在講臺中間，最靠近他的就是達官顯貴或社會賢達，其次才是醫學院的學生，最外圈則是付得起門票錢的販夫走卒，場面相當熱鬧。

由於大體在死後保存不易，所以這類的人體解剖時尚秀多在冬天舉行。為了能多賺點錢，歷史上記錄，這類活動通常會花三天才完成所有的解剖工作：第一天會開膛剖肚，將容易腐爛的腸胃臟器先拿出來展示，以避免它們造成大體的迅速腐敗；第二天的解剖就以肌肉及腦內組織作為表演的重點；而最後一天則是針對剩下的骨骼系統進行解剖與講解，而此時大體已經是光溜溜，沒有什麼可利用的價值。

基於上述的解說，我們重新檢視林布蘭的畫作，你就可以知道為何說這幅作品是那些喜愛炫耀的人所委託繪製，而不是解剖教室的真實畫面。

第一是解剖教室的擺設不夠清楚。通常為了解剖大體，需要準備很多工具及不怕血的助手幫忙，歷史上的尼可拉斯・杜爾醫師是喜歡精心打扮的表演者，所以林布蘭將他畫成光鮮亮麗的模樣並沒有錯，只是為了讓畫面美觀，漏掉了血淋淋的細節。

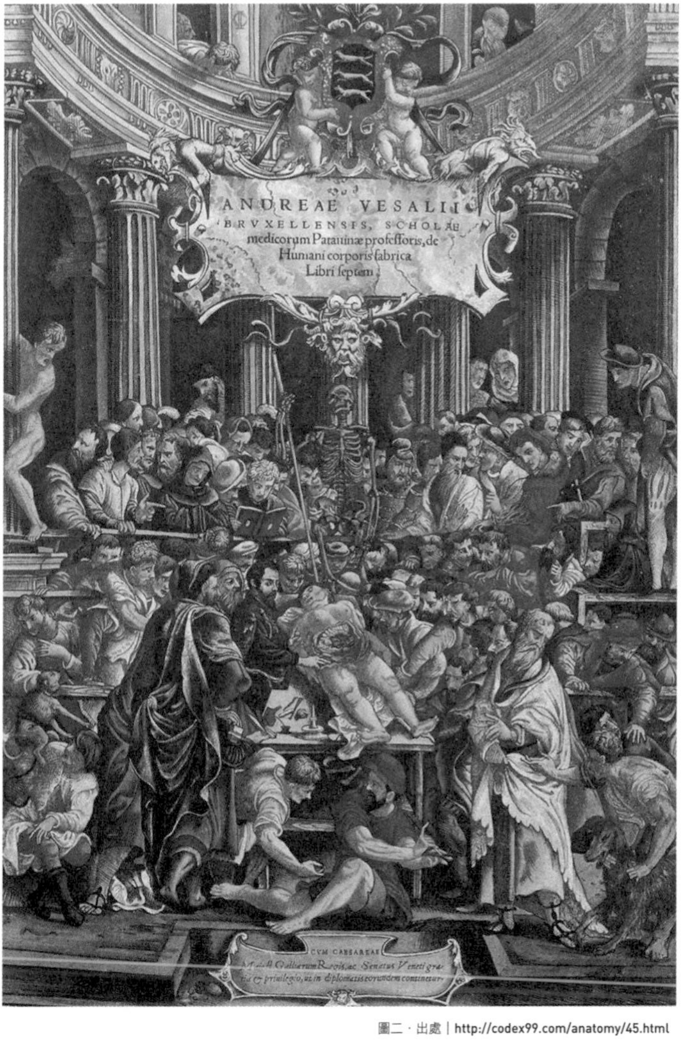
ANDREAE VESALII
BRVXELLENSIS, SCHOLAE
medicorum Patauinae professoris, de
Humani corporis fabrica
Libri septem
CVM CAESAREAE

圖二・出處｜http://codex99.com/anatomy/45.html

第二是解剖的順序不對。如同我之前的解說，一開始應是開膛剖肚，林布蘭畫中的解剖之處，竟然只有左手一小部分的肌肉血管組織被切開，不合乎常規與原則。

最後是整幅畫作中只有八個人，不像我所提到的那種人滿為患的場面。或許你會說，這只是局部畫面的顯示，為的就是讓它看起來更逼真，但我想問的是，為何這八個人後面沒有群眾的陰影，以符合當時賣票表演而人頭攢動的情況？以林布蘭擅長製造光影的能力，單憑「聚光燈」效果就可以強調這八個人的獨特性，而不是只有畫出這八個人。

所以綜合以上的說明，我確實同意某些畫評家的觀點，林布蘭的「尼可拉斯・杜爾醫師的解剖課」是一幅為了特定人士量身訂作的繪畫作品，而不是真有其景，目的是突顯畫面那八位委託人「時尚」、「多金」的身分。至於是哪八個人呢？有畫評家指出答案就在畫面中間那位凝視杜爾醫師動作的人手上的那一張紙，紙上隱約記下了這八個人的名字，據信都是當時荷蘭外科醫學會的成員，他們的心態和那位李姓女藝人大概相去不遠。

有幸能以醫師的觀點帶大家欣賞藝術大師的畫作，點出其中啟人疑竇的部分，雖不如畫評人的專業，但可以展現這幅畫不為人知的風貌，也算是另一種深度的解說吧？

另類的處方

——關鍵詞：狗、寵物、高血壓、心血管疾病

二〇一四年底，美國內科醫學會發表了第八次全國聯合會議所制定的成人高血壓治療準則（即俗稱的 JNC8），裡面詳細規定了各種狀況下的高血壓定義及治療準則，建議一般患者血壓控制的目標在 140/90 毫米汞柱，而對於年紀大的患者則比較優待一些：大於八十歲以上的人，血壓控制可以放寬到 150/90 毫米汞柱即可。

依據美國建議的標準，臺灣的心臟醫學會也在隔年初公布了「二〇一五年臺灣高血壓治療指引」。擔任撰寫委員會主席、臺北榮總新藥臨床試驗中心主任江晨恩教授提到，有鑑於亞洲人對血壓變化的敏感度較高，尤其是腦中風發生率遠高於白種人，因此國內血壓控制的標準要更嚴格，除一般人理想血壓值在 140/90 毫米汞柱以外，有危險因子的患者（糖尿病、冠心症、蛋白尿的慢性腎病變患者等等）是心血管疾病的高風險群，血壓應嚴格控制在 130/80 毫米汞柱以下。

看到上述的報導，我想每個年事漸高的國人都會有如臨深淵、如履薄冰的壓迫感，不過我看到貼心的記者們在談到相關的準則時，並非全部都用冷硬的數據來恐嚇讀者

（看到這些數據往往就是代表要吃藥了），有時他們也會提出一些「人性化」的建議，引述國外學者某些降血壓的妙招，像早點回家、多走路、減重、節制酒量……等等，而其中最吸引我的，竟然是把養寵物當成是一帖降血壓的良好藥方。

這種為了降血壓而養寵物的建議，我想不只是各位讀者，連我這個心臟專科醫師第一眼看到也覺得匪夷所思。於是就抱著疑問搜尋資料，看看是不是被記者們的報導所唬弄了——結果發現，還真有那麼點回事。

學者弗里德曼(Friedmann)應該是研究寵物對人類血壓有所影響的濫觴。他在一九八三年於《神經與精神疾病期刊》(*The Journal of Nervous and Mental disease*)發表的文章中，就提出「養寵物的人」的血壓比「沒有養寵物的人」穩定。

但這種觀察統計的方式，無法以科學論證(evidence-based)的數據說服其他人，不過到了一九九二年，澳洲學者安德森(Anderson)在澳洲內科醫學會發表另一篇文章，就投下了震撼彈。

安德森的研究裡共有五七四一人參與，雖然「養寵物的人」以及「沒有養寵物的人」在ＢＭＩ和社會階層相似，但「養寵物的人」收縮壓卻較低。可惜的是，他的研究仍不夠前瞻性、隨機性，無法獲得大家廣泛的認同。一直到紐約州立大學(State University of New York) 的艾倫 (Allen) 做了一項重要而前瞻性的研究，才逐漸改變了大家的看法。她找來一群患有高血壓的證券經紀人，隨機把他們分成兩組，讓其中一組每人照顧一隻狗，接著持續半年追蹤這兩組人的血壓，結果發現養狗的人比對照組放鬆許多，在休息時的心跳與血壓都較低。

隨後有更多人投入寵物與人類關係的研究，有愈來愈多的研究證實，養寵物不僅對血壓，甚至對於心血管疾病的危險性也有降低的效果，逼得美國疾病管制局 (CDC) 在國家衛生署 (National Institutes of Health) 的贊助下，召開了有關養寵物對於人類心血管疾病影響的會議。雖然會中沒有明確對養寵物是否「有助降低人類心血管疾病風險」背書，但確實也達到宣傳的效果。

到了二〇一三年，執世界心血管疾病預防與治療牛耳的美國心臟學會 (American Heart Association, AHA) 終於仿效治療各式心血管疾病制定準則的方式，為了養寵物是否能夠降低心血管疾病的風險，開了幾次專家會議，也發表了一篇文章，算是對它做了「學術性的評論」(scientific statement)。ＡＨＡ收集了幾十篇學術文章，歸納起來發現，「養寵物的人」確實在血壓、血脂的控制比「沒有養寵物的人」具優勢，而且如果病患已經患有心血管疾病，他們的風險也將因為養寵物而降低。

雖然沒有特別追究上述情況的原因，但文章中提到「養寵物的人」在規律運動的程度，有將近六成都可達到美國心臟學會對於成年人的建議，或許可以說明喜愛寵物的人比較不會懶散，也喜歡運動吧？

不過由於所引文章大都是獨立的研究，在學術等級是「Level B」，意即在公信力上，比以多家醫學中心為主的大型研究「Level A」差了些，而且文末學會還特別註明：不建議為了「單純降低心血管疾病風險」而去養寵物。

看了我的解說，你可能仍會一頭霧水，到底養寵物是否可以降低心血管疾病的風險呢？答案其實很簡單，跟所有「生活型態改變」(lifestyle modification) 對心血管疾病的益處一樣，你做了它們都有正面的效益。至於我相不相信呢？以一個養了十年雪納瑞的飼主來說，我認為毛小孩是很有療癒效果的。

最後，還有一件很重要的事得提，就是上述的寵物是以「狗」為主，「貓」的效果似乎差了點。

運動保健的千年藥方

——關鍵詞：三高、減藥、跑步、延壽、同儕鼓勵

幾乎每隔一段時間，「運動可以保持健康」，或者是「運動能預防疾病」的相關文章都會占據新聞版面，當然也會附註運動的時間與方法。世界衛生組織最新的建議是每週五天、每天要有三十分鐘的運動；而我國的國家衛生研究院在新版的「運動指引」中，更建議國人在二十歲以上，每天如果能健走十五分鐘，可延壽三年，若改成跑步，甚至只需要一半的時間即可——可惜前述的資訊，通常維持不了多久的熱度，受關注的程度並不會多於影劇版的腥膻新聞。

平心而論，「運動有益健康」的新聞，它的位階不應只視為「知識」而已，這幾十年以多家醫學中心為主的隨機研究顯示，運動的好處是很多的。例如，運動可以減輕體重，降低血壓、三酸甘油酯及膽固醇，可以減低心血管疾病的風險；運動可刺激人正向思考，因此對於預防老年痴呆症以及憂鬱症的發作，甚至提升自信心，都有一定的正向效用；當然，由於運動的訓練可以改善身形，舒展筋骨，自然也可以預防骨質疏鬆，讓人免於慢性疼痛的威脅。所以我認為身為醫師應該勇於告訴病患運動的重要

性，甚至在開立任何處方前，建議病患吃藥之外有不一樣的方法，讓他有減少用藥的機會，進而免於疾病的威脅。

不過，在古代沒有這些嚴謹的學術研究當後盾，難道醫師就沒有認知到「運動」所帶來的益處嗎？其實不然，審視醫療史的發展脈絡可以發現，即使在科學不昌明的時代，很多醫師就已經了解運動對身體健康的重要性。

最早提倡運動的醫師，大概是西元前六世紀印度的蘇許魯塔 (Sushruta)。他認為人每天都要運動，透過運動的訓練，可以加強身體力量、增進記憶力及減緩老化，尤其更能促進腸胃吸收的功能，讓身體機能保持平衡，達到天人合一的境界。所以他將「運動」當成是治療的手段之一，特別是對氣喘、虛弱、肥胖、腸胃吸收不好的病患來說，是很好的「處方」。可惜的是他只提到所謂的「中度」運動，如散步、跑步、游泳，甚至是角力，並沒有告訴病人要如何運動、運動多久。

而歷史上是哪一位醫師開出了第一張運動處方呢？答案是西方的醫學之父——希波克拉底，在那由後人為他整理的醫學敘述著作《希波克拉底全集》(*Hippocratic Corpus*) 中，就多次提到運動的重要性。

希波克拉底是「體液學說」(humoral doctrine) 的擁護者，主張運動是維持體液平衡很好的方法，甚至是治療疾病的方式之一。他開出的運動處方就是「走路」——建議病患第一個月要以每天走二十「史泰德」(註)（大概約三．七公里）開始，每天增加五史泰德，直到每天能走到一百史泰德（大約十八．五公里）為止，而且他要求病患要持之以恆，以一年為期，相信連現在的醫師也沒有這樣的「治療處方」。

不過，我們也不要妄自菲薄。中國人很早就有將運動作為保持健康與養身的手段，例如，道家的導引之術、華陀創立的五禽戲，甚至目前還流行著的八段錦、外丹功等等，都是很好的運動方法。只是這些運動常常因為需要拜師學習，甚至讓人覺得浪費時間，變成特定人士（如退休族群）才會從事的運動，殊為可惜。

為什麼我會提到這麼多有關「運動」的種種？這是因為現階段的醫學治療，已經漸漸被藥廠所把持，醫師這個角色往往太重視各種「藥物」的治療準則，忘了告訴病人有「不需要吃藥」的治療方式，變得自己是藥廠的代言人。

所以現在我的門診裡，如果是那些在「三高」治療準則邊緣的人，我都會費盡唇舌告訴他們：第一個就是要改變不良的生活形態，如戒菸、減少不必要的熬夜，然後提醒他們每天要適量運動，維持適當的體重，如此就可以免於加入「吃藥一族」，受藥物的終生控制。當然，各種藥物的副作用，我也會不厭其煩加以告知。至於那些已經長年服藥的人，我的做法也大同小異，如果他們能遵守我的建議，在一段時間內，都會得到「減藥」的獎勵。感到欣慰的是，大部分的病人都可以聽進我的話，雖然達標率不到一半，但是良好溝通的結果，醫囑服從性幾乎百分之百。

至於要如何運動？我想不需要我多說，在網路上這種資料都唾手可得。什麼「每天一萬步」、「三三三法則」……等等，不勝枚舉，重點不在運動的方式，而是持之以恆。最後我還有兩個真誠的建議：一是要循序漸進，不要看了我的文章就立刻買步鞋快跑，那可能還沒有達到效果，就先進復健科治療；第二是運動要找伴，研究證明，有同儕的鼓勵，運動的效果才可以持久。

註：stade，希臘長度單位，一史泰德大約是一八五公尺。

從神話到醫學

——關鍵詞：戀母情結、阿基里斯腱、海神的女兒

在西方的教育裡，神話學(mythology)是不可或缺的一部分，在生活的辭彙或文學的

創作裡，都可以看到它的影響。同樣的情況在醫學上也不例外，例如，大家耳熟能詳的「戀母情結」（Oedipus Complex，又稱伊底帕斯情結），便是由二十世紀初的心理學大師佛洛伊德 (Sigmund Freud) 所創，而他利用的就是希臘神話裡的悲劇人物——底比斯 (Thebes) 國王拉伊俄斯 (Laius) 的兒子伊底帕斯的故事。

伊底帕斯在出生時，神諭預測日後他會弒父娶母，因此他被交由某個牧人棄置野外等死。不過執行命令的牧人一時心生憐憫，將他交給科林斯 (Corinth) 王國的牧人，輾轉送給了國王波呂玻斯 (Polybus)，被當成是其親生兒子撫養。

當然主角伊底帕斯最終在不知情的情況下，真的失手殺了自己的父親，並且與母親成婚，生下了兩男兩女。而故事的結尾是他透過兩位牧人的線索，得知自己躲不過神諭，只得刺瞎雙眼，給了自己比死還痛苦的懲罰。

佛洛伊德依此神話將伊底帕斯情結形容成「戀母情結」，聽起來是很生動，但了解其神話以後，感覺它又有些牽強，無法確切表達戀母情結的精髓。無論如何，它被沿用至今沒有人反對，但與其他類似緣由的醫療名詞相比，它就相形遜色了許多，底下的故事便是其中之一。

話說ＮＢＡ巨星柯比・布萊恩 (Kobe Bryant) 在長年征戰之後，有一天不幸因為腳的

「跟腱斷裂」，接受了手術，消失了整個球季。而他受傷的部位又叫阿基里斯腱 (Achilles tendon)，牽涉到的也是一段很有名的神話。

特洛伊戰爭中，希臘軍的英雄人物阿基里斯，是海中仙女特狄絲 (Thetis) 的兒子，也是宙斯 (Zeus) 的曾孫。特狄絲希望阿基里斯可以刀槍不入，所以在其很小的時候，就將他浸在地獄的冥河裡。不過在浸泡的過程中，特狄絲是提著阿基里斯的腳跟倒吊著入水，以致腳跟沒有浸泡到河水，成為他致命的弱點。

故事的最後是特洛伊的王子帕里斯 (Paris) 在太陽神阿波羅 (Apollo) 的協助下，用箭射中阿基里斯的腳跟，讓他一命嗚呼，無法在之後的「木馬屠城計」之中貢獻自己的能力。

基於上述的神話，解剖學家將腳的跟腱稱為「阿基里斯腱」，就比前述的「戀母情節」（伊底帕斯情結）貼切多了，而且你也可以在查閱英文字典裡發現，一個人的「致命缺點」就可說成是「Achilles' heel」（阿基里斯的腳跟）。

再談到另一個有趣名詞——siren，這個字雖然不是醫療專用，但卻是屬於很重要的裝置名稱：在救護車上發出聲響，提醒其他用路人要讓出通道的警笛聲就叫「siren」。它的來源就是荷馬 (Homer) 名著《奧德賽》(*Odyssey*) 中，那位令水手聽到會神魂顛倒，隨著她的歌聲而去，最後導致整艘船隻觸礁沉沒、全體傷亡的海神女兒。

一八一九年，法國人查爾斯・卡尼亞爾 (Charles Cagniard de la Tour) 發明了一種可以在水下發聲的裝置，鑑於此特性，這位浪漫的法國人將它稱為「siren」，也就是現今警報器的始祖。後來此裝置的運用範圍擴大，舉凡防空警報、消防警報的裝置都叫「siren」，自然醫療上使用的救護車也不免俗，把裝在車上的警報器叫做「siren」。

可惜這樣的故事，和「戀母情節」的由來一樣，都讓我感到說不出的怪。畢竟以爭取時間、為了緊急照護而生的救護車，是以盡快送達病人到醫院「救命」為目的，身上裝了害人女海妖的發聲器，似乎有那麼一點牛頭不對馬嘴。

不過，誰會去理會這種感覺呢？大概只有我這種無聊的醫療史研究者，才會去發掘每個專有名詞背後的故事，當做大家茶餘飯後閒聊的題材。只不過艱澀的醫療專有名詞，本身就讓人難以親近，如果能結合歷史故事或典故吸引人注意，那何嘗不是有趣的事呢？

醫學的根本就是愛，
所以並非人人都適合醫師這個工作。

暗黑醫療史

書系——知無涯 01

作　　者　蘇上豪
美術設計　賴佳韋
版面編排　黃秋玲
總 編 輯　顏少鵬
發 行 人　顧瑞雲
出 版 者　方寸文創事業有限公司
地址：臺北市 106 大安區忠孝東路四段 221 號 10 樓之 106
傳真：（02）8771-0677
客服信箱：ifangcun@gmail.com
官方網站：方寸之間 ifangcun.blogspot.tw
FB 粉絲團：方寸之間 www.facebook.com/ifangcun
印務協力　蔡慧華
印 刷 廠　勁達印刷有限公司
總 經 銷　時報文化出版企業股份有限公司
地址：桃園市 333 龜山區萬壽路二段 351 號
電話：（02）2306-6842
I S B N　978-986-92003-2-5
初版一刷　2015 年 11 月
初版六刷　2020 年 9 月
定　　價　新臺幣 280 元

國家圖書館出版品預行編目（CIP）資料

暗黑醫療史／蘇上豪著／初版／臺北市：方寸文創，2015.11
260 面；21X14 公分（知無涯系列；1）
ISBN 978-986-92003-2-5（平裝）

1. 醫學史　2. 通俗作品

410.9　　104021103

方寸文創